国家卫生和计划生育委员会"十二五"规划教材
全国高等医药教材建设研究会"十二五"规划教材
全国高职高专院校教材

供康复治疗技术专业用

U0199047

疾病康复
实训指导与学习指导

主　编　何小花

编　者（以姓氏笔画为序）

马雪真	大庆医学高等专科学校	张绍岚	盐城卫生职业技术学院
王红星	南京医科大学	周美慧	宝鸡职业技术学院
刘　明	河南中医学院第三附属医院	孟晓旭	内蒙古兴安职业技术学院
刘　瑾	黑龙江护理高等专科学校	郑　苏	湖北医药学院附属太和医院
刘红旗	盐城市第一人民医院	贾柯其	广西科技大学
许梦雅	郑州大学第二附属医院	陶　萍	金华职业技术学院
吴江玲	安庆医药高等专科学校	梅雨珍	黄冈职业技术学院
何小花	大庆油田总医院	彭　力	湖北医药学院附属太和医院

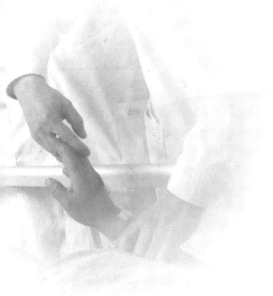

人民卫生出版社

图书在版编目（CIP）数据

疾病康复实训指导与学习指导 / 何小花主编 . —北京：
人民卫生出版社，2014
ISBN 978-7-117-20058-5

I .①疾…　Ⅱ.①何…　Ⅲ.①康复医学 – 高等职业教育 –
教学参考资料　Ⅳ.①R49

中国版本图书馆 CIP 数据核字（2014）第 276325 号

人卫社官网　www.pmph.com	出版物查询，在线购书
人卫医学网　www.ipmph.com	医学考试辅导，医学数据库服务，医学教育资源，大众健康资讯

疾病康复实训指导与学习指导

主　　编：何小花
出版发行：人民卫生出版社（中继线 010-59780011）
地　　址：北京市朝阳区潘家园南里 19 号
邮　　编：100021
E - mail：pmph @ pmph.com
购书热线：010-59787592　010-59787584　010-65264830
印　　刷：三河市君旺印务有限公司
经　　销：新华书店
开　　本：850×1168　1/16　　印张：9
字　　数：248 千字
版　　次：2014 年 12 月第 1 版　2020 年 1 月第 1 版第 5 次印刷
标准书号：ISBN 978-7-117-20058-5/R · 20059
定　　价：18.00 元

打击盗版举报电话：010-59787491　E-mail：WQ @ pmph.com
（凡属印装质量问题请与本社市场营销中心联系退换）

国家卫生和计划生育委员会、全国高等医药教材建设研究会进行全国高职高专康复治疗技术专业第二轮教材修订，配合《疾病康复》第2版的修订，在第1版实训指导的基础上，进行了《疾病康复实训指导与学习指导》的编写。在编写过程中，我们根据高职高专康复治疗专业定位和教学计划，认真围绕教材编写所要求的"三基、五性、三特定"，以培养学生基本技能为出发点，紧扣教学大纲要求，突出康复治疗技术的职业教育特点，在第1版实训指导的基础上，增加了学习指导的内容，经全体编者反复讨论、定稿完成。

因《疾病康复》是在康复治疗专业的学生已学习了《康复评定》、《运动治疗技术》、《作业治疗技术》、《物理因子治疗技术》等专业理论基础之后开设，是对具体疾病进行评定、治疗的汇总及实践，故我们的实训指导侧重于每种疾病涉及的功能障碍的评定及治疗，但考虑到某些疾病康复在多数医院并未开展，如阿尔茨海默病、骨质疏松症等，因此没安排实训内容；而学习指导通过多种类型的选择题，对每一章节的重要知识点进行巩固及强化以外，还通过具体的病例分析对每个疾病进行一次真实模拟评定、治疗训练，从而加深学生对疾病康复的认识，力争配合《疾病康复》的大纲要求，帮助学生深入理解并掌握具体疾病的相关康复内容。

感谢各位编者的辛勤工作及通力合作，使本教材按计划如期完成，希望《疾病康复实训指导与学习指导》成为康复治疗专业学生学习的好助手。但由于笔者知识水平及编写经验有限，书中的错误、疏漏在所难免，敬请广大师生提出宝贵意见，以利于进一步修订提高。

何小花
2014年10月

目　录

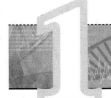

第一章

总　论

略。

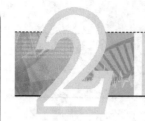

第二章

神经系统疾病患者的康复

第一节　脑卒中患者的康复

实 训 指 导

【技能目标】

1. 学会对脑卒中患者运动功能障碍的评定方法。

2. 学会对脑卒中患者的康复治疗方法。

【实训时间】

4学时

【材料及设备】

材料:生活用品若干;脑卒中运动功能障碍的评定量表和笔、纸等。

仪器设备:PT评定床、PT凳、平衡板、软枕、沙袋、量角器;手和足关节矫形器、分指器、磨砂板、多功能插板、拼图板;手杖和步行架、轮椅等。

【实训方式】

1. 由教师复习脑卒中运动功能评定方法,做示范性评定、训练,指出评定、训练要点和技巧。

2. 学生分组,每两名学生为一小组,对脑卒中病例进行分析讨论,进行评定、训练,教师巡回查看,随时纠正实训过程中出现的各种错误。

3. 教师抽查3~4名学生的评定结果及训练方法,指导其他学生评议其评定结果、训练方法是否正确、内容有无遗漏。

【实训内容与方法】

(一)实训方法

1. 学生分组对提供的脑卒中患者的病例进行分析讨论。讨论内容:脑卒中患者功能障碍特点、康复评定和康复治疗方法、预测康复结局。

2. 制定康复治疗计划与方案。

3. 学生每2人一组,进行角色扮演,一人扮演患者,一人扮演治疗师,练习脑卒中患者康复评定和康复治疗的方法。

(二)实训内容

1. 脑卒中患者运动功能障碍的康复评定:重点进行 Brunnstrom 六阶段的评定、痉挛程度的评定、平衡功能的评定、步态评定。

2. 记录评定结果并进行分析。

3. 制定康复治疗目标。

4. 分期制定运动康复治疗方案。

(1) Brunnstrom 分期1~2期患者的康复训练

1）保持正确卧位与肢体位：①患侧卧位；②健侧卧位；③仰卧位。

2）改善肌张力：①改善软瘫；②抑制痉挛。

3）维持患肢关节活动度：①肩胛骨的活动；②上肢各关节活动：肩关节、前臂旋转、手指关节；③下肢各关节：髋关节、膝关节、踝关节、足趾关节。

4）肌肉按摩：要求从肢体近端开始向躯干部位（向心性）按摩，并逐渐移向肢体远端做向心性按摩，动作要柔和、缓慢且有节律，略加大按摩的强度有助于肌力的提高。

5）床上活动：①床上活动：主要是翻身训练，包括辅助翻身、主动翻身。②患侧上肢训练：Bobath 握手；肘关节充分伸展，肩关节前屈、上举过头顶再还原运动、在健侧上肢的带动下使双肩前平举进行屈肘和伸肘活动、由健侧上肢带动使双肩前平举并伸肘然后双肩进行左右水平摆动以运动患侧的肩胛带。③患侧下肢的训练：屈髋屈膝训练、在不屈髋的条件下屈膝训练、屈踝训练、患侧下肢控制训练。④健侧肢体强化训练。⑤桥式运动：双侧桥式运动、单侧桥式运动。

（2）Brunnstrom 分期 2~3 期患者的康复治疗训练

1）床上卧位治疗：①抑制躯干的痉挛；②抑制上肢屈肌痉挛和下肢伸肌痉挛。

2）坐位治疗：①保持正确的坐姿；②坐位平衡训练；③偏瘫上肢的训练；④偏瘫下肢功能活动。

3）卧坐转移：①从健侧位坐起；②从患侧坐起。

4）坐站转移：在患者获得良好的坐位平衡功能后，进行从有帮助到无帮助的坐站转移能力训练。

5）站立训练：①正确站立姿势；②双下肢负重站立训练；③患侧下肢负重；④健腿支撑患腿活动训练；⑤站立平衡训练。

6）步行训练：①步行的分解动作训练；②骨盆和肩胛带旋转训练；③主动伸髋训练；④患腿摆动期训练；⑤平行杠内行走；⑥室内行走与户外活动；⑦步行架与轮椅的应用。

（3）Brunstrom 分期 4~6 期的患者康复训练

1）肢体的分离运动训练：加强精细的分离运动并提高运动的速度。应用神经促通易化技术的对角线螺旋式运动（PNF）技术并结合日常生活活动进行训练。

2）上肢和手的训练：①前臂旋前和旋后；②背伸腕关节训练；③拇指功能训练；④手指的精细活动训练。

3）上下阶梯训练：①上楼梯：健腿先上，患腿后上；②下楼梯：患腿先下，健腿后下。

4）辅助器具的应用：①手杖和步行器的使用训练；②轮椅的使用训练；③矫形器的使用。

【注意事项及说明】

1. 注意做好常识宣教。

2. 在对患者评定和治疗中注意做好解释工作以取得患者的配合。

3. 在评定和治疗操作中注意安全。

4. 注意心理康复，消除患者的顾虑。

学 习 指 导

一、选择题

A1 型题

1. 引发脑卒中发生的危险因素常包括（　　　）

　　A. 高血压、糖尿病、肾功能衰竭

　　B. 高血压、心律失常、糖尿病

　　C. 高血压、高脂血症、肺气肿

D. 吸烟和酗酒、糖尿病、心脏病

E. 以上都是

2. 脑卒中后所导致的认知功能障碍主要表现为（　　　）

　　A. 记忆障碍、思维障碍、性格障碍

　　B. 注意障碍、性格障碍、行为障碍

　　C. 记忆障碍、注意障碍、执行障碍

　　D. 性格障碍、语言障碍、注意障碍

　　E. 以上都不是

3. 下列哪种障碍**不是**脑卒中典型痉挛阶段的表现（　　　）

　　A. 躯干向患侧侧屈并后旋

　　B. 患侧骨盆旋前并下降

　　C. 患侧肩胛骨回缩，肩带下降

　　D. 颈部向患侧屈曲并旋转，面朝向健侧

　　E. 肩关节内收内旋、肘关节屈曲

4. 脑卒中合理康复治疗的作用下列（　　　）说法是**不正确**的

　　A. 能良好地预防并减轻各种并发症的发生和发展

　　B. 能够及时稳定生命体征以挽救患者生命

　　C. 可有效将卒中后已经发生的各种功能障碍降低到最小的程度

　　D. 可有效地防止躯体和关节畸形的发生

　　E. 能够全面改善患者基本日常生活活动能力，提高患者生存质量

5. 在 Brunnstrom 2~3 期运动治疗目标的重点是（　　　）

　　A. 增强肌力训练，防止因长期卧床所导致的失用性肌肉萎缩

　　B. 加强关节活动度的训练，防止关节挛缩的发生

　　C. 重视患者的定时翻身和良肢位的放置，防止压疮的发生

　　D. 减轻患侧肢体肌肉痉挛的程度和避免异常的运动模式的加强

　　E. 预防呼吸系统和泌尿系统的感染

6. 脑卒中急性期仰卧位时对躯干和患侧肢体姿势的要求哪项**不正确**（　　　）

　　A. 上肢放于体侧软枕上，远端比近端略抬高利于血液回流

　　B. 患侧髋部自然伸展，使骨盆向下并防止患腿外展外旋

　　C. 患侧肩胛骨下放置枕头使其前伸

　　D. 头置于枕头上呈正中位，躯干平直

　　E. 肘关节伸展，腕关节背伸，指关节伸展

7. 在脑卒中患者痉挛期下列哪种治疗技术**不可**轻易使用（　　　）

　　A. Bobath 技术的控制关键点、反射性抑制、调整反应

　　B. 电针物理因子治疗技术

　　C. Brunnstrom 的共同运动、联合反应、姿势反射

　　D. 关节松解技术的牵拉技术

　　E. Rood 技术中的挤压技术、牵拉技术

8. 在吞咽障碍的功能恢复训练时哪一项**不**完全正确（　　　）

　　A. 增强舌肌运动训练、实体觉训练、声带内收训练

　　B. 咽收缩训练、增强舌肌运动、增强吞咽反射的训练

　　C. 改善口面肌群运动训练、增强舌肌运动训练、增强喉上抬训练

　　D. 吸吮及喉抬高训练、增强舌肌运动、增强吞咽反射的训练

E. 空口吞咽训练、声带内收训练、改善口面肌群运动训练

B1 型题

（9~11 题共用备选答案）

A. 主动伸髋训练   B. 骨盆和肩胛带旋转训练

C. 步行的分解动作训练   D. 减重步行训练

E. 平行杠内行走

9. 对改善步行的协调性起重要作用的训练是（   ）

10. 在患者体能较低，肌力相对低下的时期步行训练时可用的方法是（   ）

11. 步行训练中防止患腿支撑期因负重时膝过伸可能诱发伸肌共同收缩，需进行的训练是（   ）

（12~14 题共用备选答案）

A. 反复辨认左、右方的物体；让患者说出各手指的名称

B. 用拼版拼图进行左右注视的训练

C. 先让患者看要辨认的物体，然后再让患者用健手触摸和移动此物体，最后再让患者闭目进行触摸该物体

D. 让患者辨认、排拼、配对各种色调图片和拼版

E. 要求患者用健手去拿放在患侧的物品

12. 视觉失认的训练（   ）

13. 视觉单侧忽略的训练（   ）

14. 视觉空间失认的训练（   ）

二、病例分析

患者，女，78 岁，于 2012 年 3 月 6 日以脑梗死入院，无尿便异常。查体：T 36℃，P 80 次/分，R 20 次/分，BP 180/105mmHg，意识清楚，不完全运动性失语。心律齐，心脏起搏器工作正常，右侧肢体活动不能，肌张力低下，左侧正常。2012 年 3 月 12 日开始康复介入治疗，查体：T 36.3℃，P 78 次/分，R 20 次/分，BP 140/95mmHg，意识清楚，不完全运动性失语。心律齐，右侧肢体活动不能，肌张力检查：在 ROM 末出现最小的阻力，左侧正常。2012 年 5 月 18 日康复评定，查体：T 36.1℃，P 78 次/分，R 20 次/分，BP 140/80mmHg，意识清楚，问话可正确回答，语速慢。心律齐，右上肢在肘伸直情况下，肩可前屈 90°，肌张力检查：右上下肢在 ROM 后 50% 突然卡住及最小的阻力，右手能全指屈曲，钩状抓握，右下肢在足跟不离地的情况下踝能背屈；左侧正常。自己可以完成日常的进食、修饰、穿衣、上厕所、转移、上下楼梯、洗澡、步行需部分帮助。

1. 此患者康复治疗介入的标准是什么？

2. 根据 2012 年 3 月 12 日患者的查体，患者按 Brunnstrom 评定几级？Ashworth 评定几级？Barthel 指数评分几分？

3. 2012 年 3 月 12 日，该患者需何种康复设施？请列举并说明目的。

4. 2012 年 5 月 18 日查体，患者 Brunnstrom 评定几级？Ashworth 评定几级？Barthel 指数评分几分？该患者需何种康复设施？请列举并说明目的。

【答案】

一、选择题

1. D   2. C   3. B   4. B   5. D   6. B   7. D   8. A   9. B   10. D

11. A   12. A   13. E   14. D

二、病例分析

1. 答：患者 2012 年 3 月 12 日康复介入标准为发病超过 48 小时、生命体征已平稳，患者存在言语障碍及肢体运动障碍。

2. 答：3 月 12 日患者按 Brunnstrom 评定右上肢 1 级、右手 1 级、右下肢 1 级；Ashworth 评定 0 级；Barthel 指数评分 20 分、日常生活需完全借助。

3. 答：2012 年 3 月 12 日，该患者需软枕或靠垫协助良肢位摆放、直立床预防直立性低血压、肢体空气压力治疗预防下肢深静脉血栓、功能性电刺激预防肌萎缩。

4. 答：2012 年 5 月 18 日查体，患者 Brunnstrom 评定右上肢 4 级、右手 2 级、右下肢 4 级；Ashworth 评定 1^+ 级；Barthel 指数评分 70 分。

该患者需分指板预防手指屈曲痉挛、减重步行训练仪训练步行、日常生活用具改善日常生活活动能力等。

（周美惠）

第二节　颅脑损伤患者的康复

实 训 指 导

【技能目标】

1. 学会颅脑损伤患者的认知障碍的评定方法。
2. 学会颅脑损伤患者认知障碍康复治疗方法。

【实训时间】

2 学时

【材料及设备】

材料：生活用品若干；认知评定量表和笔、纸等。

仪器设备：电针仪、标尺、录音机、秒表等。

【实训方式】

1. 由教师复习认知评定量表，做示范性评定、训练，指出评定、训练要点和技巧。

2. 学生分组，每两名学生为一小组，对病例进行分析讨论，进行评定、训练，教师巡回查看，随时纠正实训过程中出现的各种错误。

3. 教师抽查 3~4 名学生的评定结果及训练方法，指导其他学生评议其评定结果、训练方法是否正确、内容有无遗漏。

【实训内容与方法】

（一）实训方法

1. 学生分组对提供的颅脑损伤病例进行分析讨论，内容包括颅脑损伤功能障碍特点、康复评定和康复治疗方法、预测康复结局。

2. 制定康复治疗计划与方案。

3. 学生每 2 人一组，进行角色扮演，一人扮演患者，一人扮演治疗师，练习颅脑损伤患者康复评定和康复治疗的方法。

（二）实训内容

1. 颅脑损伤的认知障碍评定

（1）采用认知功能分级（RLA）评定认知障碍严重程度。

（2）注意功能的评定：采用视跟踪、形状辨认、字母划消测验、听跟踪、听认字母、听词辨认、声认识、声辨认等方法评定注意功能。

（3）记忆功能的评定：简易评定记忆力方法：总分 20 分，得分由低到高，评定记忆力为由差到好。

（4）思维的评定。

（5）失认症的评定：包括单侧忽略、疾病失认、视觉失认、Gerstmann 综合征评定。

（6）失用症的评定：包括结构性失用、运动性失用、穿衣失用、意念性失用等。

2. 记录评定结果并进行分析。

3. 制定康复治疗目标。

4. 针对康复治疗分期制定康复治疗方案。

（1）注意障碍的康复训练：包括猜测游戏、删除作业、时间感训练等方法。

（2）记忆障碍的康复治疗：包括内部策略，常用的方法如编故事法、首词记忆法、PQRST 法等；外部策略主要利用身体以外的提示或辅助物来帮助记忆的方法。

（3）思维障碍的康复训练：包括报纸信息提取、排列顺序、物品分类、计算和预算等。

（4）失认症的康复治疗：常见的失认症的训练方法有单侧忽略训练法、视觉失认训练法、Gerstmann 综合征训练法。

（5）失用症的康复治疗：包括训练患者摆放家庭常用物品、训练患者穿衣等。

【注意事项及说明】

1. 注意做好常识宣教。

2. 在对患者评定和治疗中注意作好解释工作以取得患者的配合。

3. 在评定和治疗操作中注意安全。

4. 注意心理康复，消除患者的顾虑。

学 习 指 导

一、选择题

A1 型题

1. 常见于检查时患者不能按命令执行过去无困难的动作（　　　）

    A. 单侧忽略　　　　　　　　　　　B. 穿衣失用

    C. 观念性失用　　　　　　　　　　D. 韦氏记忆测评

    E. 运动性失用

2. 注意力的训练方法有（　　　）

    A. 感觉 - 运动法　　　　　　　　　B. 猜测游戏

    C. 背诵法　　　　　　　　　　　　D. 提示法

    E. 分解联合法

3. 脑外伤患者康复治疗方案**不包括**（　　　）

    A. 认知障碍康复训练

    B. 神经肌肉促进技术

    C. 物理因子对症治疗、轮椅训练、辅助器具应用

    D. 言语、吞咽功能训练康复治疗

    E. 疾病的诊断

4. 综合促醒治疗包括（　　　）

    A. 听觉刺激　　　　　　　　　　　B. 视觉刺激

    C. 穴位刺激　　　　　　　　　　　D. 肢体运动觉和皮肤感觉刺激

    E. 以上都是

5. 颅脑损伤后主要功能障碍**不包括**（　　　）

    A. 意识障碍   B. 认知障碍

    C. 行为障碍   D. 运动障碍

    E. 胃肠溃疡

6. 以下方法中,**不**用于鉴别单侧忽略的是（　　）

    A. Albert 画杠试验   B. 删字试验

    C. 词汇辨认   D. 书写试验

    E. 画钟试验

7. Gestman 综合征**不包括**（　　）

    A. 颜色失认   B. 左右失认

    C. 失算   D. 失写

    E. 手指失认

8. 脑外伤患者存在单侧忽略,以下测试中哪项最适用于该症状的评定（　　）

    A. 辨认和挑选物品   B. 相片辨认

    C. 画图测验   D. 重叠图试验

    E. 图形 - 背景测试

9. 患者,男,65 岁,因右侧肢体偏瘫入康复科治疗,经检查患者常常忽略右侧肢体及右侧环境中的物体,该患者为（　　）

    A. 物品失认症   B. 单侧忽略

    C. 面容失认症   D. 触觉失认症

    E. 色彩失认症

10. 颅脑损伤的常见原因**不包括**（　　）

    A. 交通事故   B. 工伤坠落

    C. 动脉硬化   D. 暴力打击

    E. 运动损伤

B1 型题

(11~13 题共用备选答案)

    A. 单侧忽略评定   B. 穿衣失用

    C. 观念性失用   D. 韦氏记忆测试

    E. 运动性失用

11. 常见于检查时患者不能按命令执行过去无困难的动作的是（　　　）

12. 用于判断记忆功能障碍及记忆功能类型的是（　　　）

13. 对衣服各部位辨认不清因而不能穿衣的是（　　　）

A3 型题

(14~16 题共用题干)

患者,男,脑外伤后 2 个月,言语对答切题,四肢肌力 5 级,不能按指令出示手指,也不能模仿治疗师所作手指动作,能说出钢笔作用,但不能用钢笔写字。

14. 该患者患有（　　）失认症

    A. 触觉失认   B. 物品失认

    C. 视空间失认   D. 手指失认

    E. 形状失认

15. 该患者患有（　　）失用症

    A. 口颜面失用   B. 意念性失用

    C. 意念运动性失用   D. 发音失用

E. 构成失用

16. 该患者患 Gerstmann 综合征中的（　　　　）失认

A. 面容失认

B. 颜色失认

C. 综合失认

D. 手指失认

E. 视觉失认

X 型题

17. 颅脑损伤急性期的康复治疗包括（　　　　　　　）

A. 床上良肢位摆放

B. 综合促醒治疗

C. 被动关节活动范围训练

D. 高压氧治疗

E. 躁动不安的康复处理

二、病例分析

患者，杨某某，40 天前脑出血曾行开颅手术，手术后 10 天来我院康复治疗，入院时查体：意识模糊，精神差，左侧肢体瘫痪，Brunnstrom 分期 2 期，捏痛时会躲避，能会话，但言语不清、错乱，定向障碍，烦躁不安，注意力障碍，认知功能检查不配合。经过初期评定后制定康复治疗计划，经过半个月的康复治疗，患者功能有很大提高，现查体：神志清，精神好，情绪稳定，查体配合，认知功能恢复，言语清晰，对答流畅，能回答时间、地点、人和事，能写会算，能分辨左右和手指名称，肢体运动功能提高，Brunnstrom 分期 4 期，站立平衡 2 级，能自行穿衣吃饭，无不当行为，ADL 基本自理。

1. 术后 10 天入院时针对患者的功能障碍需做哪些康复评定？

2. 此期患者的康复训练计划有哪些？

3. 治疗半个月后针对患者的功能障碍还需做哪些康复评定？

【答案】

一、选择题

1. E 　　2. B 　　3. E 　　4. E 　　5. E 　　6. C 　　7. A 　　8. C 　　9. B 　　10. C

11. E 　　12. D 　　13. B 　　14. D 　　15. B 　　16. D 　　17. ABCDE

二、病例分析

1. 答：（1）颅脑损伤的严重程度评定：格拉斯哥昏迷量表评分 13 分。

（2）认知功能分级（RLA）Ⅴ级。注意、记忆、思维、失认、失用评定。

（3）情绪障碍评定（HAMA）：汉密尔顿焦虑量表评定。

（4）运动评定：Brunnstrom 分期 2 期。

（5）言语评定：构音障碍。

（6）ADL 评定：Barthel 指数评定为完全借助。

（7）颅脑损伤预后评定：采用临床预测量表评定为预后较好。

2. 答：（1）良肢位摆放。

（2）综合促醒治疗。

（3）保持呼吸道通畅。

（4）被动关节活动范围训练。

（5）尽早站立活动。

（6）物理因子治疗。

（7）夹板和矫形器的使用。

（8）高压氧治疗。

（9）支持治疗。

（10）躁动不安的康复处理。

（11）认知训练。

（12）心理治疗。

3. 答：治疗半个月后患者大部分功能已恢复，还残留有运动功能障碍，此期评定：

（1）运动评定：Brunnstrom 分期 4 期。

（2）ADL 评定：Barthel 指数评定为部分自理。

（3）颅脑损伤结局评定：格拉斯哥结局量表评定为恢复良好。

（刘　明）

第三节　脊髓损伤患者的康复

实 训 指 导

【技能目标】

1. 通过实践学习，能熟练掌握脊髓损伤平面的评定及康复治疗方法。

2. 能针对不同节段脊髓损伤患者制定相应的康复治疗计划与方案。

【实训时间】

2 学时

【材料及设备】

材料：教学光盘或多媒体课件、图例等。

仪器设备：PT 床、轮椅、滑板、手杖、腋拐、助行架、套头衫和裤子等。

【实训方式】

1. 导入典型案例，学生分组进行病例分析，制定康复目标与训练计划。

2. 分段开展教学，采用"示教 - 练习 - 示教 - 练习"方式将技能训练项目分多次进行，使学生由少到多逐步掌握操作技能。

3. 角色扮演，学生分组练习。

4. 考核掌握情况。

【实训内容与方法】

（一）实训方法

1. 由教师引入颈髓、胸髓、腰髓损伤的临床典型案例，学生分三大组分别选一种脊髓损伤的病例进行讨论分析，明确不同节段脊髓损伤的主要功能障碍表现、康复评定、康复治疗方法、康复结局等内容，并制定相应的康复目标与康复治疗方案。

2. 教师分段示范教学或选择 2 名学生示范动作，教师讲解脊髓损伤康复训练要点、技术操作规范和注意事项。

3. 每大组学生中，2~5 人组成练习小组，相互进行角色扮演，分别扮演患者和治疗师，练习脊髓损伤患者的康复评定、康复治疗方法，学员间相互讨论、学习和训练。

4. 教师巡回查看，随时纠正学生练习过程中出现的各种错误。

5. 每大组派代表演示并说明各自探讨的病例的训练目标和具体训练操作，教师指导其他学生评议训练方法是否正确、内容有无遗漏。

6. 对实践课学生存在的问题进行总结分析。要求学生记录实训内容、步骤、要点，写出实训体会。

（二）实训内容

1. 康复评定 通过 28 个感觉关键点及 10 组关键肌的检查，掌握脊髓损伤平面的评定及损伤程度分级。

2. 康复治疗

按颈、胸、腰髓损伤三个不同节段脊髓损伤进行实训。

（1）颈髓损伤的康复训练：包括呼吸训练、良肢位摆放、肢体被动运动、直立床站立、翻身、坐起及长坐位移动训练、转移训练、轮椅减压训练、穿脱衣物训练等。

（2）胸髓损伤的康复训练：主要训练项目是利用拐杖或助行器进行迈步训练。具体包括杖（手杖、腋杖）的测量；摆至步、摆过步及四点步的动作要点。

（3）腰髓损伤的康复训练：此类患者除进行站立平衡训练、用双拐和矫形器在双杠外步行训练外，还要进行安全跌倒训练、重新站起的训练。

【实训操作注意事项】

1. 实训前必须预习，操作要规范、准确、牢记动作要领，熟悉不同平面脊髓损伤的训练内容及特点。

2. 颈髓损伤患者被动运动时注意不能超过关节的生理活动范围以免造成新的损伤；胸髓损伤患者训练注意站立平衡及重心转移，防跌倒；腰髓损伤亦注意在训练步态时的安全问题。

3. 床 - 轮椅间的转移训练时，操作前先检查轮椅的安全性能；转移时动作要轻稳快捷；注意患者的安全，防止跌伤。

4. 穿脱衣服的训练时，照顾患者自尊，尽量少暴露患者，室内保持一定的温度，避免受凉；衣物上的扣件尽可能少，有利于穿脱，更衣困难者应借助自助具（如系扣器、穿袜器、多功能固定带等）完成。

5. 注意患者的心理康复，消除顾虑，做好解释工作以取得患者配合。

学 习 指 导

一、选择题

A1 型题

1. 脊髓休克的概念中**错误**的是（　　　）

   A. 脊髓受伤后运动功能完全丧失

   B. 神经反射全部丧失

   C. 有球 - 肛门反射

   D. 损伤平面之下感觉全部丧失

   E. 脊髓休克之后感觉和运动功能可能有恢复

2. 脊髓损伤患者定时更换体位，每隔多少时间翻身一次（　　　）

   A. 1 小时　　　　　　　　　　　B. 2 小时

   C. 3 小时　　　　　　　　　　　D. 4 小时

   E. 5 小时

3. 下列关于脊髓损伤后急性期康复治疗措施**错误**的是（　　　）

   A. 患者卧位时应保持肢体于功能位

   B. 四肢瘫患者采用手功能位夹板使腕、手保持于功能位

   C. 定时给四肢关节进行被动活动

   D. 可不做排痰训练

   E. 患者可利用电动起立床进行站立训练

4. 脊髓损伤 C_6 平面的关键肌应该为（　　　）

    A. 屈肘肌
                   B. 伸腕肌

    C. 伸肘肌
                   D. 中指屈肌

    E. 小指展肌

5. 下列可使用长腿支具,持双拐行走的脊髓损伤患者的最高损伤平面应是（　　　）

    A. C_7
                   B. $T_1 \sim T_{12}$

    C. $T_3 \sim T_{12}$
                D. $T_{12} \sim L_2$

    E. $L_3 \sim L_4$

6. 胸段脊髓损伤后可出现多种功能障碍,但**不包括**（　　　）

    A. 深静脉血栓
                  B. 脊髓痛

    C. 肩手综合征
                D. 尿潴留

    E. 大便困难

7. 下列关于 ASIA 损伤分级的叙述,正确的是（　　　）

    A. ASIA 损伤分级 A 级完全损伤,S_{4-5} 无运动功能,感觉功能正常

    B. ASIA 损伤分级 B 级不完全损伤,损伤水平以下,包括 S_{4-5} 保留感觉、运动功能

    C. ASIA 损伤分级 C 级不完全损伤,损伤水平以下感觉功能存在,大多数关键肌肌力 < 4 级

    D. ASIA 损伤分级 D 级不完全损伤,损伤水平以下运动功能存在,大多数关键肌肌力 ≥ 3 级

    E. ASIA 损伤分级 D 级不完全损伤,损伤水平以下运动功能不存在,感觉功能存在

8. 对于完全性脊髓损伤的患者,其不同的损伤平面与功能恢复之间关系的说法,**错误**的是（　　　）

    A. C_4 节段损伤大部分依赖

    B. $C_7 \sim T_1$ 节段损伤借助轮椅可基本独立

    C. $T_2 \sim T_5$ 节段损伤借助轮椅可完全独立

    D. C_5 节段损伤借助轮椅需小部分依赖

    E. $T_6 \sim T_{12}$ 节段损伤可进行治疗性步行

9. 下列关于坐轮椅时的姿势**不正确**的是（　　　）

    A. 双眼平视,两肩放松,身体上部稍向前倾

    B. 臀部紧贴靠背

    C. 大小腿之间的角度保持 90°

    D. 两足平行,双足间距与骨盆同宽

    E. 驱动轮椅时肘关节保持 120° 左右为宜

10. 脊髓损伤患者一般要经历哪些心理阶段（　　　）

    A. 休克期、否认期、抑郁期、承认适应期

    B. 悲痛期、焦虑期、无奈期、坦然面对现实期

    C. 否认期、焦虑期、抑郁期、正确面对现实期

    D. 焦虑期、躁狂期、抑郁期、恢复期

    E. 休克期、软瘫期、硬瘫期、恢复期

11. 关于感觉平面关键点,描述正确的是（　　　）

    A. 拇指,C_6
                  B. 乳线,T_6

    C. 小指,C_6
                D. 中指,C_6

    E. 腹股沟韧带中部,L_1

12. 排痰训练**不包括**（　　）
    A. 体位引流
    B. 胸部叩击
    C. 震颤
    D. 深呼吸训练
    E. 直接咳嗽

13. 脊髓损伤患者在平行杠内的步行训练包括（　　）
    A. 拖地步行训练
    B. 交替拖地步行训练
    C. 两点步行训练
    D. 三点步行训练
    E. 四点步行训练

14. 使用拐杖的步行训练方法较多，其中哪种是最快速的移动方式，也是姿势较美观的（　　）
    A. 交替拖地步行
    B. 摆过步
    C. 两点步
    D. 三点步
    E. 四点步

15. 脊髓损伤患者使用功能性电刺激（FNS）的作用，**不包括**（　　）
    A. 减少脊髓损伤后静脉血栓的形成
    B. 产生下肢功能性活动，如站立和行走
    C. 在移动活动中取代轮椅
    D. 上肢的 FNS 应用处于观察阶段
    E. 刺激电极分表面、经皮和置入 3 种

16. 患者，男性，27 岁，高空坠落致脊柱骨折伴脊髓损伤，查体示：双上肢呈屈曲状态，可完成屈肘和腕背伸动作，不能伸肘，双侧中指以下感觉丧失，其损伤平面为（　　）
    A. C_4
    B. C_5
    C. C_6
    D. C_7
    E. C_8

17. 脊髓损伤患者急性期康复治疗的措施**不包括**（　　）
    A. 保持肢体功能位
    B. 轮椅训练
    C. 呼吸及排痰训练
    D. 定时变换体位
    E. 关节被动活动

18. 脊髓损伤患者在损伤平面以下保留运动功能，且损伤平面以下至少一半以上的关键肌肌力 <3 级，以 ASIA 损害分级评定为（　　）
    A. A 级
    B. B 级
    C. C 级
    D. D 级
    E. E 级

B1 型题

（19~20 题共用备选答案）
    A. 中央束综合征
    B. 半切综合征
    C. 前索综合征
    D. 后索综合征
    E. 马尾综合征

19. 脊髓损伤患者损伤平面以下出现运动和痛温觉障碍，而本体感觉存在的是（　　）

20. 脊髓损伤患者损伤平面以下一侧肢体感觉功能障碍，对侧肢体运动感觉障碍的是（　　）

（21~22 题共用备选答案）
    A. 肱三头肌
    B. 腕伸肌

C. 髂腰肌   D. 胫前肌

  E. 股四头肌

21. 确定 C_6 平面损伤的关键肌是（ ）

22. 确定 L_4 平面损伤的关键肌是（ ）

（23~25 题共用备选答案）

  A. 清洁导尿每日 1 或 2 次   B. 清洁导尿每日 3 或 4 次

  C. 清洁导尿每日 4 或 5 次   D. 清洁导尿每日 5 或 6 次

  E. 不用清洁导尿

23. 一名 T_4 脊髓损伤患者，每次通过扣压膀胱区仅可以排出尿液 20~50ml，其清洁导尿的频率为（ ）

24. 一名 C_7 不完全性脊髓损伤患者，能够部分排尿，测残余尿量 100~200ml，其清洁导尿的频率为（ ）

25. 一名 T_{10} 完全性脊髓损伤患者，能够部分排尿，测残余尿量 80~100ml，其清洁导尿的频率为（ ）

A4 型题

（26~31 题共用题干）

  某患者，男性，40 岁，因车祸致腰椎椎体骨折，6 个月前已行钢板固定手术。患者自述 S_{4-5} 节段无感觉，也无运动功能。目前留置导尿，小便可解但不能完全排空，测定膀胱残余尿量为 300ml。现可独立坐稳，亦可练习抛接球训练。平卧位可全范围屈髋，无需辅助，然而伸膝不能。

26. 根据 ASIA 的分级，患者目前处于（ ）

  A. A 级   B. B 级

  C. C 级   D. D 级

  E. E 级

27. 根据患者目前膀胱残余尿量情况，**不正确**的处理措施是（ ）

  A. 定时定量饮水   B. 仍然需要保留导尿管

  C. 教会患者膀胱的自我训练   D. 教会患者清洁导尿

  E. 电刺激辅助治疗

28. 患者目前的损伤平面应为（ ）

  A. T_{12} B. L_1

  C. L_2 D. L_3

  E. L_4

29. 患者下一步的治疗方案中，**不正确**的是（ ）

  A. 强化屈髋力量训练   B. 强化上肢力量

  C. 转移训练   D. 站立训练

  E. 单纯被动运动

30. 患者目前的坐位平衡分级为（ ）

  A. 一级平衡   B. 二级平衡

  C. 三级平衡   D. 四级平衡

  E. 五级平衡

31. 根据病史，患者将来的预后最可能会是（ ）

  A. 只能依靠轮椅代步

  B. 可在佩戴 KAFO 下实现室内步行

C. 可在佩戴 AFO 下实现室内步行

　　D. 可在佩戴 KAFO 下实现社区步行

　　E. 可完全恢复正常

二、病例分析

　　患者李某，男性，22 岁，工人。因车祸致颈椎骨折而四肢瘫痪，入综合医院急救，颈椎 MRI 示"第 7 颈椎压缩性骨折，脱位"，经神经外科手术治疗后，住院一段时间病情稳定，但肢体运动和感觉功能无恢复，大小便失禁，生活不能自理。今转入康复医院系统治疗。入院诊断：C_7 完全性脊髓损伤、四肢瘫痪、生活不能自理。患病以来患者焦虑不安，情绪不稳定。

　　1. 请问该患者早期的康复治疗措施有哪些？

　　2. 如何对该患者进行翻身、坐起的训练？

　　3. 根据脊髓损伤平面与预后的关系，请预测 C_7 损伤患者可达到怎样的康复目标？

【答案】

一、选择题

1. C	2. B	3. D	4. B	5. C	6. C	7. D	8. D	9. C	10. A
11. A	12. D	13. E	14. B	15. C	16. D	17. B	18. C	19. C	20. B
21. B	22. D	23. B	24. A	25. E	26. A	27. B	28. C	29. E	30. C
31. B									

二、病例分析

　　1. 答：①正确的体位摆放，定时翻身，预防压疮。②呼吸及排痰训练。③关节被动活动，维持正常关节活动范围预防关节挛缩变形。④早期坐起及起立床站立训练，预防直立性低血压。⑤加强三角肌、胸大肌、肱三头肌、背阔肌的肌力训练，以便更好地完成日常生活动作训练，各种转移训练。

　　2. 答：C_7 损伤患者用腕关节残存的肌力并利用固定在床尾的吊带进行翻身的方法：将左前臂套进固定在床尾的吊带中，右肘屈曲并伸展手腕至床垫边，左臂拉住吊带，身体重心移至支撑的右臂，左臂松开吊带后，伸展置于身后支撑身体，伸展右臂，双臂共同支撑，向前移动双手，使重心移到腿上，依靠右臂伸直的力量使身体右倾，以背屈的右手腕钩在右膝下，屈曲右腿，此时面向右侧，靠右侧肘部的支撑力使身体向右侧倾斜，拉动左腿并屈曲、交叉至右腿上；左前臂在床垫上支撑体重，躯干呈右侧卧位。坐起的方法：患者先向左侧翻身，利用左肘支撑，然后变成双肘支撑，再将身体转向左肘部支撑，顺势右肘伸展变为手支撑，身体向右上肢转移，左上肢肘部伸展为手支撑，使身体呈坐起状。

　　3. 答：生活基本自理，独立完成坐位时的减压，用滑板做各种转移动作。

（孟晓旭）

第四节　帕金森病患者的康复

学 习 指 导

一、选择题

A1 型题

1. 帕金森病患者进行康复训练时，**不恰当**的方法是（　　　）

　　A. 腰椎旋转训练　　　　　　　　B. 双手交叉拍打对侧肩部

　　C. 双下肢抗阻训练　　　　　　　D. 仿"鹅步"行走

E. 双手抓放训练

2. 帕金森病的肌张力异常**不包括**（　　　）

   A. 齿轮样增强
         B. 肌张力减低

   C. 铅管样增强
         D. 肢体僵硬

   E. 肌强直

3. 帕金森病最典型的手部姿势是（　　　）

   A. 猿手
         B. 握拳

   C. 爪形手
         D. 搓泥丸手

   E. 手枪手

4. （　　　）是帕金森病患者最常见的自主神经障碍

   A. 心悸
         B. 顽固性便秘

   C. 直立性低血压
         D. 下肢水肿

   E. 皮脂腺分泌亢进

5. 改善帕金森病患者步态启动困难最佳的方法是（　　　）

   A. 节律性保持
         B. 收缩 - 放松

   C. 慢逆转
         D. 配合节拍训练

   E. 节律性发动

6. 帕金森病患者**不需**矫正（　　　）

   A. 脊柱前凸
         B. 颈部前倾

   C. 脊柱后凸
         D. 下肢屈曲挛缩

   E. 下肢内收挛缩

7. 帕金森病的常见的首发症状是（　　　）

   A. 静止性震颤
         B. 肌强直

   C. 动作缓慢
         D. 姿势反射异常

   E. 异动症

8. 帕金森病最典型的步态是（　　　）

   A. 划圈步态
         B. 剪刀步态

   C. 跨阈步态
         D. 慌张步态

   E. 蹒跚步态

9. （　　　）是导致帕金森病患者最易跌倒的原因

   A. 心悸
         B. 顽固性便秘

   C. 直立性低血压
         D. 下肢水肿

   E. 皮脂腺分泌亢进

10. 帕金森病康复的康复目标**不包括**（　　　）

   A. 改善关节活动度
         B. 增强肌力

   C. 学会松弛技术
         D. 延缓疾病进展

   E. 防止继发性损伤

11. 对帕金森病患者进行步态训练**不恰当**的是（　　　）

   A. 矫正异常步行姿势
         B. 改善上下肢协调性训练

   C. 可应用节律性启动技术
         D. 配合节拍训练

   E. 加强下肢抗阻训练

12. 帕金森病患者语言训练**不包括**（　　　）

   A. 持续发声训练
         B. 发声启动训练

    C. 语言理解训练   D. 音量控制训练

    E. 音韵控制训练

B1 型题

（13~15 题共用备选答案）

    A. 醉酒步态   B. 偏瘫步态

    C. 剪刀步态   D. 跨阈步态

    E. 慌张步态

13. 帕金森病典型的步态是（   ）

14. 脑卒中典型的步态是（   ）

15. 痉挛型脑瘫典型的步态是（   ）

A3 型题

（16~18 题共用题干）

    男，65 岁，"渐进性双手活动笨拙伴震颤 1 年余，加重 13 天"，震颤安静时明显，右手为重。体检：意识清，问话能正确回答，面具脸，无面舌瘫，右手呈搓泥丸样，慌张步态。四肢肌力正常，双上肢肌张力呈齿轮样增强，右上肢明显，双侧病理征阴性。头 CT 提示脑部苍白球病理性钙化。

16. 考虑的诊断是（   ）

    A. 帕金森病   B. 脑卒中

    C. 脑瘫   D. 甲状腺功能亢进

    E. 脊髓型颈椎病

17. 该患者重点要进行（   ）评定

    A. 关节活动度评定   B. 帕金森病的综合评定

    C. 平衡评定   D. 肌张力评定

    E. 肌力评定

18. 该患者**不**宜选择（   ）训练

    A. 松弛训练   B. 关节牵伸训练

    C. 步态训练   D. 抗阻肌力训练

    E. 平衡训练

X 型题

19. 帕金森病特有的表现有（   ）

    A. 慌张步态   B. 面具脸

    C. 搓泥丸手   D. 抑郁

    E. 直立性低血压

二、病例分析

    某女，65 岁，"渐进性双上肢震颤 2 年余加重半月"以帕金森病收入院。患者 2 年前先出现左手震颤，多于静止时出现，半年前蔓延至右上肢。行走时身体略前倾、步距变小、双膝微屈，转弯时动作迟缓。近半月因双手震颤加重，独自进食、扣衣扣费力而就诊。查体：意识清晰，略烦躁，问话能正确回答，吐字尚清晰但语速慢，语调平，表情有些刻板，无面舌瘫。四肢痛温觉对称；双手呈搓泥丸样，经主观意识控制震颤可减轻；颈、肩部强直，双上肢肌张力呈齿轮样增强，左上肢明显；双下肢肌张力正常；四肢徒手肌力 5 级；行走时呈慌张步态，左上肢无摆臂动作，双手略上抬在腰部以下，转弯慢。颈软，无脑膜刺激征，双侧 Babinski 征阴性。头 CT 平扫提示颅脑平扫未见异常。

    1. 帕金森病评定的韦氏综合评定量表主要包括哪些方面？此患者按照韦氏综合评定量表

评定属于何种残损？

2. 简答帕金森病患者的康复治疗原则。

3. 帕金森病患者需进行松弛训练,主要包括哪些方法？试举例叙述其中一个方法。

【答案】

一、选择题

1. C 　　2. B 　　3. D 　　4. B 　　5. E 　　6. A 　　7. A 　　8. D 　　9. C 　　10. B

11. E 　　12. C 　　13. E 　　14. B 　　15. C 　　16. A 　　17. B 　　18. D 　　19. ABC

二、病例分析

1. 答：帕金森病评定的韦氏综合评定量表主要包括手动作、强直、姿势、上肢协调、步态、震颤、面容、言语、生活自理能力等9个方面。

此患者评定分数为12分,属于中度残损。

2. 答：主要包括综合治疗原则、节约能量原则、维持治疗原则。

3. 答：主要包括振动或转动法、PNF法、深呼吸法及意念放松法。

以振动法为例：指导患者在垫上支持位置完成缓慢节奏的转动,可以降低肌张力,改善肌强直。

（何小花）

第五节　阿尔茨海默病患者的康复

学 习 指 导

一、选择题

A1 型题

1. 阿尔茨海默病患者最突出的功能障碍是（　　）

　　A. 肢体活动障碍 　　　　　　　　　　B. 认知障碍

　　C. 精神障碍 　　　　　　　　　　　　D. 行为障碍

　　E. 日常生活活动障碍

2. 阿尔茨海默病最重要的危险因素是（　　）

　　A. 高龄 　　　　　　　　　　　　　　B. 遗传

　　C. 神经因子缺乏 　　　　　　　　　　D. 自身免疫异常

　　E. 脑血管病

3. （　　）**不属于**阿尔茨海默病的病理改变

　　A. 大脑皮质萎缩 　　　　　　　　　　B. 神经元细胞大量减少

　　C. 可见老年斑 　　　　　　　　　　　D. 苍白球钙化

　　E. 乙酰胆碱含量减少

4. 阿尔茨海默病早期最突出的改变是（　　）

　　A. 注意力障碍 　　　　　　　　　　　B. 计算力减退

　　C. 近期记忆力明显减退 　　　　　　　D. 远期记忆力明显减退

　　E. 行为障碍

5. 阿尔茨海默病在头 MRI 上表现最特征性的萎缩是（　　）

　　A. 海马及杏仁核萎缩 　　　　　　　　B. 额叶萎缩

　　C. 颞叶萎缩 　　　　　　　　　　　　D. 顶叶萎缩

E. 枕叶萎缩

6. （　　）适于对阿尔茨海默病患者轻度认知功能异常进行快速筛查

    A. 简易精神状态测定量表（MMSE）

    B. 蒙特利尔认知评估量表

    C. 7分钟神经认知筛查量表

    D. Alzheimer病评估量表

    E. 画钟测验

7. **不属于**阿尔茨海默病的康复治疗原则的是（　　）

    A. 早发现、早治疗

    B. 综合治疗

    C. 家庭训练和医生指导相结合

    D. 改造和帮助患者适应环境

    E. 重点强调心理治疗

8. 阿尔茨海默病最重要的康复治疗目标是（　　）

    A. 维持或改善认知功能　　　　　　B. 改善患者肢体功能

    C. 改善患者的行为异常　　　　　　D. 治愈患者

    E. 改善患者的精神障碍

9. 通过内辅助法改善阿尔茨海默病患者记忆力**不正确**的是（　　）

    A. 图片刺激法　　　　　　　　　　B. 联想法

    C. 首词记忆术　　　　　　　　　　D. 使用记事本

    E. 无错误性学习

10. 搭积木适用于阿尔茨海默病患者出现（　　）时的康复治疗

    A. 空间位置失认　　　　　　　　　B. 运动性失用

    C. 结构性失用　　　　　　　　　　D. 意念运动性失用

    E. 意念性失用

11. 对阿尔茨海默病患者进行行为障碍训练时**不恰当**的康复治疗是（　　）

    A. 对所有的恰当行为及时给予鼓励

    B. 只给予鼓励不惩罚

    C. 在每次不恰当行为出现后的一段短时间内，拒绝一切奖励性刺激

    D. 极严重不良行为发生后，给以他厌恶的刺激

    E. 在不恰当行为发生后应用预先声明的惩罚

12. 阿尔茨海默病患者进行注意力训练**不包括**（　　）

    A. 注意广度训练　　　　　　　　　B. 注意维持性训练

    C. 注意的分散训练　　　　　　　　D. 注意的选择性训练

    E. 注意的转移性训练

B型题

（13~15题共用备选答案）

    A. 联想法　　　　　　　　　　　　B. 无错误学习法

    C. PQRST法　　　　　　　　　　　D. 记事本

    E. 将房间贴上标签

13. 学习书面材料最有效的方法是（　　）

14. 年轻、记忆障碍较轻的阿尔茨海默病患者可采用（　　）

15. 记忆障碍较重的阿尔茨海默病患者可采用（　　）

A3 型题

（16~18 题共用题干）

患者，女，68 岁，"渐进性认知功能减退 1 年余"，现出现近事遗忘，随后出现注意力不集中。体检：意识清，问话能正确回答，反应迟钝，粗测记忆力、计算力、注意力均减退，无面舌瘫。四肢肌力、肌张力正常，双侧病理征阴性。头 CT 提示大脑弥漫性萎缩。

16. 考虑的诊断是（　　　）

    A. 血管源性痴呆

    B. 脑卒中

    C. 慢性皮层下动脉硬化性脑病

    D. 阿尔茨海默病

    E. 颞叶痴呆

17. 该患者重点要进行（　　　）评定

    A. 关节活动度评定　　　　　　　　　　B. 认知功能评定

    C. 平衡评定　　　　　　　　　　　　　D. 肌张力评定

    E. 肌力评定

18. 该患者**不宜**首选（　　　）方法

    A. 将房间贴上标签　　　　　　　　　　B. 使用记事本

    C. 无错误学习法　　　　　　　　　　　D. 注意广度训练

    E. 持续注意训练

X 型题

19. 阿尔茨海默病患者的注意力训练包括（　　　　　）

    A. 注意广度训练　　　　　　　　　　　B. 注意的维持与警觉训练

    C. 注意的选择性训练　　　　　　　　　D. 注意的转移性训练

    E. 注意的分配训练

二、病例分析

患者张某，男，59 岁，因"进行性记忆力、定向力减退 2 年前余"入院。患者 1 年前无明显诱因记忆力减退，开始时以近期记忆力减退为主，夜间起夜有时找不回自己的房间。近 2 月患者常叫错身边熟悉的人的名字，有时发呆独坐，到市场买菜时常忘记找零钱。诊断：阿尔茨海默病。

1. 请问该患者认知功能评定可做哪些？

2. 患者进行蒙特利尔认知评估量表评定得 23 分，患者属于何种程度的痴呆？

3. 请为患者制定一个提高记忆力的治疗方案。

【答案】

一、选择题

1. B　　2. A　　3. D　　4. C　　5. A　　6. B　　7. E　　8. A　　9. D　　10. C

11. B　　12. C　　13. C　　14. D　　15. E　　16. D　　17. B　　18. A　　19. ABCDE

二、病例分析

1. 答：可做的认知功能评定包括：简易的精神状态测定量表（MMSE）评估患者是否存在痴呆、蒙特利尔认知评估量表或 7 分钟神经认知筛查量表等（叙述三个即可）。

2. 答：该患者属于轻度痴呆。

3. 答：记忆力训练主要包括内辅助法、外辅助法、环境适应三方面。内辅助法可采用联想法、首次记忆法、倒叙法、无错误学习法等；外辅助法建议患者采用记事本，将每日需要做的事写下来或通过手机语音提醒告知；环境改造建议患者使用定时电灯、电水壶，钥匙通过链子拴在裤子上。

（何小花）

第六节　周围神经损伤患者的康复

实 训 指 导

【技能目标】

1. 能掌握神经干叩击试验的操作。

2. 学会周围神经损伤的评定方法。

3. 学会周围神经损伤的康复治疗方法。

【实训时间】

1 学时

【材料及设备】

材料：2.5% 碘酒、淀粉、棉签、试管、大头针、单丝、冷热水、笔、纸等。

仪器设备：皮尺、量角器、叩诊锤、音叉、手功能测定箱。

【实训方式】

1. 由教师复习周围神经损伤的康复评定内容及训练方法，做示范性评定、训练，指出评定、训练要点和技巧。

2. 学生分组，每两名学生为一小组，对周围神经损伤病例进行分析讨论，进行评定、训练，教师巡回查看，随时纠正实训过程中出现的各种错误。

3. 教师抽查 3~4 名学生的评定结果及训练方法，指导其他学生评议其评定结果、训练方法是否正确、内容有无遗漏。

【实训内容与方法】

（一）实训方法

1. 学生分组对提供的周围神经损伤病例进行分析讨论。讨论内容：该病例功能障碍特点、康复评定和康复治疗方法、预测康复结局。

2. 制定康复治疗计划与方案。

3. 学生每 2 人一组，进行角色扮演，一人扮演患者，一人扮演治疗师，练习周围神经损伤患者康复评定和康复治疗的方法。

（二）实训内容

1. 周围神经损伤的康复功能评定　针对提供的病例的功能障碍，有针对性地进行感觉功能评定（包括浅感觉、深感觉及复合感觉）、徒手肌力评定、关节活动度评定、肢体围度测定、神经干叩击试验、反射评定、ADL 评定以及自主神经功能评定。

2. 记录评定结果并进行分析。

3. 制定康复治疗目标。

4. 针对康复治疗分期制定康复治疗方案。

（1）感觉功能训练：早期主要是痛、温觉、触觉和定位觉的训练，后期主要是辨别觉训练。通过不同质地、材料、大小、形状等，由简单到复杂、由睁眼到闭眼等使感觉功能重建。

（2）肌力训练：根据评定的结果进行肌力训练。需遵循 0~1 级，以被动运动 + 助力运动为主；2~3 级以主动运动 + 助力运动；4 级以渐进抗阻运动为主。

（3）关节活动度训练：以关节松动术、关节牵伸治疗为主，由被动活动过渡到主动活动。

（4）手功能及 ADL 训练：重点加强拇指的对掌、对指功能，结合日常生活活动训练。

【注意事项及说明】

1. 注意做好常识宣教。

2. 在对患者评定和治疗中注意作好解释工作以取得患者的配合。

3. 在评定和治疗操作中注意安全。

4. 注意心理康复，消除患者的顾虑。

学 习 指 导

一、选择题

A1 型题

1. 尺神经损伤患者可出现（　　　）

    A. 爪形手　　　　　　　　　　　　B. 猿手

    C. 手枪手　　　　　　　　　　　　D. 垂腕手

    E. 握拳手

2. 腓总神经损伤后最易出现（　　　）

    A. 偏瘫步态　　　　　　　　　　　B. 跨阈步态

    C. 慌张步态　　　　　　　　　　　D. 醉酒步态

    E. 剪刀步态

3. 正中神经损伤后可出现（　　　）

    A. 猿手　　　　　　　　　　　　　B. 爪形手

    C. 垂腕　　　　　　　　　　　　　D. 手枪手

    E. 拳击手

4. 周围神经损伤患者神经恢复可表现为（　　　）

    A. Kernig 征阳性　　　　　　　　　B. Tinel 征（神经干叩击试验）阳性

    C. Babinski 征阳性　　　　　　　　D. Chaddock 征阳性

    E. 碘淀粉试验阳性

5. 桡神经损伤常表现（　　　）

    A. 手背皮肤桡侧一个半手指感觉减退

    B. 手掌皮肤桡侧一个半手指感觉减退

    C. 手背皮肤桡侧三个半手指感觉减退

    D. 手背皮肤尺侧一个半手指感觉减退

    E. 手掌皮肤桡侧三个半手指感觉减退

6. 以下周围神经电生理学检查中能反映肌肉属于完全或不完全失神经支配的是（　　　）

    A. 直流感应电测定　　　　　　　　B. 强度 - 时间曲线

    C. 肌电图检查　　　　　　　　　　D. 神经传导速度测定

    E. 体感诱发电位

7. 腕管综合征主要是（　　　）神经受压迫而产生的症状

    A. 桡神经　　　　　　　　　　　　B. 腋神经

    C. 臂丛神经　　　　　　　　　　　D. 尺神经

    E. 正中神经

8. 周围神经损伤后出现感觉障碍，训练时应采用循序渐进的训练原则，以下**不正确**的是（　　　）

    A. 由软物体到硬物体　　　　　　　B. 由大物体到小物体

  C. 由简单物体到复杂物体　　　　　D. 由粗糙质地到纤细质地

  E. 由单一物体到混合物体

9. 长时间跷二郎腿最容易压迫（　　）神经

  A. 股神经　　　　　　　　　　　　B. 坐骨神经

  C. 腓总神经　　　　　　　　　　　D. 腓深神经

  E. 腓浅神经

10. 周围神经损伤后为促进神经再生采用物理因子治疗，其中方法**不恰当**的是（　　）

  A. 超短波　　　　　　　　　　　　B. 红外线

  C. 微波　　　　　　　　　　　　　D. 直流电离子导入

  E. 温水疗法

11. 桡神经下段损伤后可出现（　　）

  A. 猿手　　　　　　　　　　　　　B. 爪形手

  C. 垂腕　　　　　　　　　　　　　D. 手枪手

  E. 拳击手

12. 趴在桌子上睡觉时最易压迫（　　）

  A. 桡神经　　　　　　　　　　　　B. 腋神经

  C. 臂丛神经　　　　　　　　　　　D. 尺神经

  E. 正中神经

13. 以下**不符合**面神经炎表现的是

  A. 一侧额纹变浅，双侧鼻唇沟对称，伸舌居中

  B. 一侧额纹、鼻唇沟变浅，伸舌偏向健侧

  C. 双侧额纹对称，一侧鼻唇沟变浅，伸舌居中

  D. 一侧额纹、鼻唇沟变浅，伸舌居中

  E. 一侧额纹、鼻唇沟变浅，伸舌偏向病侧

14. 尺神经损伤后感觉训练**不应**（　　）

  A. 由简单物体到复杂物体　　　　　B. 由触觉到振动觉训练

  C. 由粗糙质地到细滑质地　　　　　D. 由小物体到大物体

  E. 由单一物体到混合物体

15. 正中神经损伤后感觉恢复最晚的是（　　）

  A. 痛温觉　　　　　　　　　　　　B. 辨别觉

  C. 30Hz 振动觉　　　　　　　　　D. 触觉

  E. 256Hz 振动觉

16. 正中神经损伤后感觉恢复最早的是（　　）

  A. 痛温觉　　　　　　　　　　　　B. 辨别觉

  C. 30Hz 振动觉　　　　　　　　　D. 触觉

  E. 256Hz 振动觉

B 型题

（17~19 题共用备选答案）

  A. 肌电图检查　　　　　　　　　　B. 强度 - 时间曲线

  C. Tinel 征阳性　　　　　　　　　D. 神经传导速度测定

  E. 发汗试验

17.（　　）是神经恢复的表现

18. 自主神经功能检查可采用（　　）

19. （　　　）判断肌肉有无失神经支配,是完全性或是部分性失神经支配

A3 型题

（20~22 题共用题干）

患者,女,26 岁,"右足下垂 3 小时"。患者夜间值夜班时"跷二郎腿"后入睡,晨起醒时发现右足下垂并内翻、右下肢麻木,经按摩及下地行走后右下肢麻木减轻,仍足下垂。既往身体健康。查体:意识清,问话能正确回答,无面舌瘫。小腿前外侧与足背皮肤感觉障碍。右足下垂、内翻,右胫骨前肌肌力 2 级,右下肢肌张力略减低,其余肢体肌力、肌张力正常,双侧病理征阴性。

20. 考虑的诊断是（　　　）

    A. 右坐骨神经损伤　　　　　　　　　　B. 右腓深神经损伤

    C. 右腓总神经损伤　　　　　　　　　　D. 右腓浅神经损伤

    E. 右胫神经损伤

21. 该患者重点要进行（　　　）评定

    A. 关节活动度评定　　　　　　　　　　B. 认知功能评定

    C. 平衡评定　　　　　　　　　　　　　D. 肌张力评定

    E. 肌力评定

22. 该患者宜首选（　　　）方法

    A. 神经肌肉电刺激疗法　　　　　　　　B. 蜡疗

    C. 超短波　　　　　　　　　　　　　　D. 微波

    E. 红外线

X 型题

23. 上臂丛神经损伤时,可同时累及（　　　）神经

    A. 腋神经　　　　　　　　　　　　　　B. 肌皮神经

    C. 肩胛上、下神经　　　　　　　　　　D. 桡神经

    E. 正中神经

24. 坐骨神经高位神经损伤时,可出现（　　　）

    A. 大腿后部肌肉瘫痪　　　　　　　　　B. 膝关节不能屈曲

    C. 足趾运动丧失　　　　　　　　　　　D. 小腿后外侧及足部麻木

    E. 膝过伸步态

二、病例分析

某男,36 岁,因"右手腕外伤后拇指对掌、示指屈曲受限 42 日"就诊。患者右手腕被玻璃割伤,诊断为右正中神经损伤、右示指指浅屈肌腱损伤,经手术后现腕部伤口愈合好,右手拇指对掌、示指屈曲受限,右手掌桡侧皮肤疼痛。查体:意识清,能正确回答问话。右手腕部掌侧见约 3cm 的横形瘢痕,伤口愈合好。右手桡侧 3 个半手指掌面及中节、远节指背的皮肤痛觉过敏,对触觉表现为刺痛感。右手拇指屈曲稍受限、不能对掌,可伸直、内收,大鱼际肌轻度萎缩。右手示指近节指间关节主动屈曲约 3°,可伸直。右上肢肌电图提示右正中神经损伤。

1. 此患者还需进行哪些评定?

2. 请为此患者制定康复方案。

【答案】

一、选择题

1. A   2. B   3. A   4. B   5. D   6. B   7. E   8. A   9. C   10. E

11. C   12. C   13. C   14. D   15. B   16. A   17. C   18. E   19. B   20. D

21. E   22. A   23. ABCDE   24. ABCD

二、病例分析

1. 答：感觉检查还需进行深感觉及复合感觉评定；右手的握力及指捏力评定；右手拇指的关节活动度，尤其是对掌、对指功能的评定；神经干叩击试验。

2. 答：（1）针对患者感觉过敏，可予脱敏治疗，即选用不同质地、不同材料的物品，如棉花、棉布、毛巾、毛刷、米粒、沙子等刺激敏感区，刺激物由软到硬，刺激程度由弱到强，刺激量逐渐加大，使之产生适应性和耐受性。

（2）针对右手拇指对掌、示指屈曲受限，可进行运动治疗结合作业治疗，从助力到抗阻训练，使拇指、示指肌力逐渐增强；关节活动通过牵伸逐渐增大。

（3）针对右手腕部瘢痕，可采用蜡疗、音频电疗法、超声波离子导入等方法软化瘢痕。

（何小花）

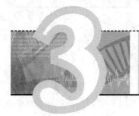

第三章

骨关节系统病损患者的康复

第一节　骨折后患者的康复

实 训 指 导

【技能目标】

1. 学会骨折后患者的康复问题及评定方法。

2. 学会常见骨折的康复方法。

【实训时间】

2 学时

【材料及设备】

材料：感觉评定用大头针、棉签等。

仪器设备：握力计、捏力计、通用量角器、软尺、直尺、ADL 评定量表皮尺、三角尺、量角器、秒表、音叉等。

【实训方式】

1. 由教师复习骨折的评定方法和康复方法，做示范性评定、训练，指出评定、训练要点和技巧。

2. 学生分组，每两名学生为一小组，对骨折病例进行分析讨论，进行评定、训练，教师巡回查看，随时纠正实训过程中出现的各种错误。

3. 教师抽查 3~4 名学生的评定结果及训练方法，指导其他学生评议其评定结果、训练方法是否正确、内容有无遗漏。

【实训内容与方法】

（一）实训方法

1. 学生分组对提供的病例进行分析讨论。讨论内容：骨折类型、存在的康复问题、临床分期、康复评定和康复治疗方法、预测康复结局等。

2. 制定康复治疗计划与方案。

3. 学生每 2 人一组，进行角色扮演，一人扮演患者，一人扮演治疗师，练习常见骨折患者康复评定和康复治疗的方法。

（二）实训内容

1. 骨折的康复功能评定

（1）一般情况评定：疼痛和压痛，局部肿胀，畸形与功能障碍。

（2）运动功能评定

1）肌力检查：了解患肢关节的肌力和健肢肌力情况，多用徒手肌力检查法（MMT），也可用握力计、捏力计等检查。

2）关节活动度检查：了解关节活动有无受限和受限程度，可通过量角器测量，需双侧进行

26

对比。

3）步态分析：通过步态分析可了解下肢功能障碍程度。

（3）其他评定

1）肢体长度和周径测量：两侧肢体进行对比，判断骨折后肢体长度及围度有无改变及改变程度。

2）ADL 能力评定：骨折后影响日常生活活动的患者，应对其进行 ADL 能力评定。

3）感觉检查：判断有无神经损伤及损伤程度。

4）对于长期卧床的患者，特别是老年患者，应注意对心、肺等功能的检查评定。

2. 记录评定结果并进行分析。

3. 确定康复治疗目标。

4. 根据康复治疗目标，针对康复分期制定康复治疗方案。具体方法：

（1）Ⅰ期康复：持续被动关节活动练习、患肢抬高、患肢肌肉等长收缩训练、健肢与躯干的正常活动训练、关节面骨折、患肢未固定关节的主动运动。

（2）Ⅱ期康复：恢复关节活动范围训练、增强肌力训练、恢复日常生活活动能力训练等。

【注意事项及说明】

1. 要掌握骨折的愈合过程，康复治疗必须循序渐进，逐渐加量。

2. 严格控制不利于骨折端稳定的活动，如增加重力和旋转的活动。

3. 进行被动活动时，不应急于施行强力的牵拉和对骨折部位的按摩，任何功能练习以不引起疼痛为度。

4. 医患配合，医务人员要与患者沟通，使患者心中有数，积极主动、科学地进行功能锻炼。

学 习 指 导

一、选择题

A1 型题

1. **不属于**骨折愈合的过程的是（　　）

    A. 血肿机化期　　　　　　　　　　B. 原始骨痂期

    C. 成熟骨板期　　　　　　　　　　D. 塑形期

    E. 骨折愈合期

2. 锁骨骨折用手法复位后绷带的固定采用（　　）方法

    A. 左右交叉缠绕　　　　　　　　　B. "8"字绷带

    C. 普通缠绕　　　　　　　　　　　D. 单项缠绕

    E. 顺时针缠绕

3. 股骨颈骨折（　　）时间可以逐渐进行负重训练

    A. 1 个月　　　　　　　　　　　　B. 7 天

    C. 半年　　　　　　　　　　　　　D. 3 个月

    E. 4 周后

4. 以下（　　）为骨折的特有体征

    A. 感染　　　　　　　　　　　　　B. 休克

    C. 骨擦音　　　　　　　　　　　　D. 疼痛

    E. 肿胀

5. 骨折临床愈合标准中**不包括**（　　）

    A. 影像显示有骨折线　　　　　　　B. 无压痛

    C. 无叩击痛　　　　　　　　　　　D. 有一定负重能力

E. 局部无异常活动

6. 骨折的禁忌证**不包括**（　　）

A. 有骨化性肌炎　　　　　　　　　B. 骨折部位有炎症

C. 关节内血肿　　　　　　　　　　D. 伤口局部有异物

E. 未处置的骨折

7. 骨折的康复目的为（　　）

A. 骨折处的愈合　　　　　　　　　B. 骨折处关节的主动运动

C. 相关肌肉的肌力　　　　　　　　D. 骨折处关节的被动运动

E. 以上全是

8. 康复治疗的基本作用为（　　）

A. 促进骨折愈合　　　　　　　　　B. 促进肿胀消退

C. 防止关节粘连僵硬　　　　　　　D. 减轻肌肉萎缩的程度

E. 以上全是

9. 从下肢功能考虑,下肢重要性表现为（　　）

A. 伸展 > 屈曲,稳定 > 灵活　　　　B. 伸展 > 屈曲,稳定 < 灵活

C. 伸展 < 屈曲,稳定 > 灵活　　　　D. 伸展 < 屈曲,稳定 < 灵活

E. 以上全不对

10. 骨折一期康复的目的为（　　）

A. 消除肿胀　　　　　　　　　　　B. 防止失用性肌萎缩

C. 预防关节周围软组织挛缩　　　　D. 防止骨质疏松等

E. 以上全是

A3 型题

（11~12 题共用题干）

患者,男,34 岁,患者 2 天前骑自行车时不慎摔倒,右侧身体着地,跌倒后出现疼痛及右上肢不能活动。右侧上肢可见局部瘀血,压痛(+),屈肘伸肘受限。急诊 X 线肱骨颈骨折,无移位。现用三角巾固定。

11. 患者目前状况以（　　）为主

A. 休息制动　　　　　　　　　　　B. 肘关节主动运动训练

C. 增强肌力　　　　　　　　　　　D. 训练关节活动度

E. 肘关节被动运动

12. 现在能给予患者的治疗**不包括**（　　）

A. 腕关节被动运动　　　　　　　　B. 腕关节主动运动

C. 超短波治疗　　　　　　　　　　D. 红外线治疗

E. 肘关节被动运动

X 型题

13. 骨折的康复临床分期分为（　　）

A. 愈合期康复　　　　　　　　　　B. 恢复期康复

C. 急性期康复　　　　　　　　　　D. 痉挛期康复

E. 制动期康复

二、病例分析

林某,男,45 岁,以"左小腿剧痛,不能站立和行走 7 天"收入院,7 天前在工作时不慎被快速转动的皮带绊倒,左小腿跌伤。查体:一般状态尚可,意识清楚,生命体征平稳,左下肢伤处肿胀、压痛、有异常活动,伤肢外旋畸形及缩短,但无神经和血管损伤征象。经检查及摄 X 线

片，诊断"左胫、腓骨骨折"。经骨科外固定治疗，现石膏完整，X线显示：左胫骨中断骨折复位良好，无再移位，无短缩，对线良好，力线正。

　　1. 患者属于骨折康复的哪一期？此期骨折的目的是什么？

　　2. 此患者可进行哪些康复治疗？

【答案】

一、选择题

　　1. E　　2. B　　3. C　　4. C　　5. A　　6. E　　7. E　　8. E　　9. A　　10. E

　　11. A　　12. E　　13. AB

二、病例分析

　　1. 答：患者属于骨折康复的愈合期，愈合期的目的是改善血液循环，促进血肿吸收和炎性渗出物吸收，消除肿胀、强化肌肉力量，防止失用性肌萎缩、预防关节周围软组织挛缩，防止并发症的发生、促进骨折愈合，防止骨质疏松。

　　2. 答：患肢可进行未固定关节的主动运动如髋、膝、踝的主动运动、健肢与躯干的正常活动、左腿肌肉等长收缩训练、抬高患肢利于血液回流以及物理因子疗法促进肢体血液循环，减轻疼痛，促进骨痂生长，加速骨折愈合等。

（马雪真）

第二节　颈椎病患者的康复

实 训 指 导

【技能目标】

　　1. 学会颈椎病的关节活动度评定、肌力评定和JOA颈椎病评定方法。

　　2. 学会颈椎病的康复治疗方法。

【实训时间】

　　1学时

【材料及设备】

　　材料：JOA颈椎病判定量表和笔、纸等。

　　仪器设备：量角器、直尺、诊断床、牵引床、颈托、电脑中频治疗仪、离子导入治疗仪、短波治疗仪、红外线治疗仪或TDP治疗仪等。

【实训方式】

　　1. 由教师复习颈椎病病关节活动度评定、肌力评定和JOA颈椎病综合评定量表，做示范性评定、训练，指出评定、训练要点和技巧。

　　2. 学生分组，每2名学生为一小组，对颈椎病病例进行分析讨论，进行评定、训练，教师巡回查看，随时纠正实训过程中出现的各种错误。

　　3. 教师抽查3~4名学生的评定结果及训练方法，指导其他学生评议其评定结果、训练方法是否正确、内容有无遗漏。

【实训内容与方法】

　　（一）实训方法

　　1. 学生分组对提供的颈椎病病例进行分析讨论。讨论内容：颈椎病的分型及各期的临床特点、康复评定和康复治疗方法、预测康复结局。

　　2. 制定康复治疗计划与方案。

3. 学生每 2 人一组,进行角色扮演,一人扮演患者,一人扮演治疗师,练习颈椎病患者康复评定和康复治疗的方法。

(二) 实训内容

1. 颈椎病的康复功能评定

(1) 颈椎活动范围评定:主要分为旋转(嘱患者在尽可能舒服的情况下向一侧转头,然后再向另一侧转头);前伸(嘱患者在尽可能舒服的情况下屈头至前胸部);后伸(嘱患者在尽可能的情况下尽可能的向上看);侧屈(嘱患者使耳朵尽可能地向肩部靠,正常侧屈范围约 45°)。

(2) 肌力评定:以徒手肌力评定法对易受累的肌肉进行肌力评定,并与健侧对照。

(3) 特殊检查:①椎间孔挤压试验;②臂丛牵拉试验;③椎间孔分离试验;④前屈旋颈试验;⑤低头试验;⑥仰头试验;⑦椎动脉扭曲试验;⑧屈颈试验。

(4) JOA 颈椎病评定:对运动功能、下肢功能、感觉功能和膀胱功能等进行评价。

2. 记录评定结果并进行分析。

3. 制定康复治疗目标。

4. 针对康复治疗分期制定康复治疗方案:①颈托固定;②颈椎牵引;③物理治疗:有超短波疗法、微波疗法、直流电离子导入等;④推拿按摩;⑤针灸疗法;⑥注射疗法;⑦运动疗法;⑧麦肯基(Mckenzie)技术等。

【注意事项及说明】

1. 注意做好健康宣教。

2. 在对患者评定和治疗中注意作好解释工作以取得患者的配合。

3. 在评定和治疗操作中注意安全。

4. 颈的牵引重量要严格掌握,随时注意并发症的发生。

5. 注意心理康复,消除患者的顾虑。

学 习 指 导

一、选择题

A1 型题

1. 脊髓型颈椎病最重要的诊断依据为(　　)

   A. 头痛头晕
   B. 双上肢麻木

   C. 眼痛、面部出汗失常
   D. 四肢麻、无力,病理反射(+)

   E. 肢体发凉,无或少汗

2. 颈椎病发生的基本原因是(　　)

   A. 颈椎间盘退行性变
   B. 发育性颈椎管狭窄

   C. 急性颈部损伤
   D. 颈部肌肉痉挛

   E. 颈椎不稳

3. 下面哪种**不属于**交感型颈椎病的临床症状(　　)

   A. 头晕或眩晕
   B. 视力变化、视物不清

   C. 耳鸣、听力下降
   D. 面部或某一肢体出汗异常(多汗或无汗)

   E. 偏头痛,以颞部为剧,多呈跳痛或刺痛

4. 颈椎病分型**不包括**(　　)

   A. 颈型颈椎病
   B. 脊髓型颈椎病

   C. 神经根型颈椎病
   D. 椎动脉型颈椎病

   E. 副交感神经型颈椎病

5. 椎动脉型颈椎病最突出的临床表现为（　　　）

    A. 眩晕   B. 闪电样锐痛

    C. 猝倒   D. 持物不稳

    E. 耳鸣耳聋

6. **不**宜用颈托来治疗的疾病是（　　　）

    A. 斜颈   B. 颈椎不稳定性骨折

    C. 颈椎病   D. 颈部疼痛

    E. 颈椎术后

7. 颈椎病的发病机制**不包括**（　　　）

    A. 颈椎椎体骨质增生   B. 颈椎体结核

    C. 颈椎间盘突出   D. 颈椎间盘退变

    E. 颈椎管狭窄

8. 患者，女，45 岁，诊断为"脊髓型颈椎"，病情稳定，现进行康复治疗**不包括**（　　　）

    A. 颈椎牵引   B. 微波疗法

    C. 磁疗   D. 针灸治疗

    E. Mckenzie 技术

B1 型题

（9~12 题共用备选答案）

    A. 面部或某一肢体出汗异常（多汗或无汗）

    B. 发作性眩晕，复视伴有眼震

    C. 从下肢无力、双腿发紧及抬步沉重感，渐而出现抬腿打漂、足踏棉花、易跪倒（或跌倒）、跛行、足尖不能离地

    D. 受累神经支配的腱反射异常（活跃、减退或消失）

    E. 反复"落枕"现象，颈部活动欠佳

9. 椎动脉型颈椎病的临床表现是（　　　）

10. 神经根型颈椎病的临床表现是（　　　）

11. 脊髓型颈椎病的临床表现是（　　　）

12. 交感型颈椎病的临床表现是（　　　）

A3 型题

（13~15 题共用题干）

男，39 岁，"颈项强痛伴头晕 1 月"余。体检：神志清楚，发育正常，颈痛、后枕部痛、颈部活动受限，发作性眩晕，复视伴有眼震。颈椎无侧弯，生理弯曲存在，颈部肌肉紧张，C_{3-6} 棘间棘旁压痛，椎间孔挤压试验（+），臂丛牵拉试验（-），旋颈试验（+），霍夫曼征（-），双侧上肢肌力、肌张力、腱反射均未见明显异常。X 线片示：钩椎关节增生、椎间孔狭小（斜位片）。

13. 考虑的诊断是（　　　）

    A. 椎动脉供血不足   B. 交感神经型颈椎病

    C. 椎动脉型颈椎病   D. 神经根型颈椎病

    E. 脊髓型颈椎病

14. 该患者最常用的检查方法是（　　　）

    A. 心电图   B. 脑电图

    C. X 线检查   D. 肌电图

    E. TCD

15. 该患者做颈椎牵引,牵引重量一般从( )开始

    A. 2kg   B. 3kg

    C. 4kg   D. 5kg

    E. 6kg

X 型题

16. 颈椎病的特殊检查包括( )

    A. 椎间孔挤压试验   B. 臂丛牵拉试验

    C. 屈颈试验   D. 椎间孔分离试验

    E. 低头试验

17. 椎动脉型颈椎病的临床症状包括( )

    A. 视力减退、视力模糊   B. 猝倒

    C. 偏头痛   D. 一过性瘫痪,发作性昏迷

    E. 听力下降

二、病例分析

某女,38 岁,"颈项部僵痛伴左上肢麻木 1 月余"入院。患者 3 个月前无明显诱因出现颈项部僵痛,以局部酸胀痛为主,活动时疼痛加重,卧床休息后酸胀痛缓解,同时伴有左上肢麻木,无潮热、盗汗,无心慌、胸闷,无恶心、呕吐等不适。查体:神志清楚,发育正常,营养中等,步态正常,检查合作。生理反射存在,病理反射未引出。专科检查:颈椎无侧弯,生理弯曲存在,颈部肌肉紧张,$C_{4\sim6}$ 棘间棘旁压痛,椎间孔挤压试验(−),臂丛牵拉试验(+),旋颈试验(+),霍夫曼征(−),双侧上肢肌力、肌张力、腱反射均未见明显异常。

1. 颈椎病康复评定有哪些方面?特征性检查有哪几种?

2. 简答颈椎病患者的康复治疗的适应证。

3. 颈椎病患者物理因子治疗的作用是什么?主要有哪几种方法?

【答案】

一、选择题

1. D   2. A   3. E   4. E   5. A   6. B   7. B   8. A   9. B   10. D

11. C   12. A   13. C   14. E   15. C   16. ABCDE   17. ABCD

二、病例分析

1. 答:颈椎病评定的一般检查、特征性检查、特殊检查、关节活动度评定肌力评定、JOA 颈椎病判定标准和 Nurick 颈椎病评分等。特征性检查主要包括椎间孔挤压试验、臂丛牵拉试验、椎间孔分离试验、前屈旋颈试验、低头试验、仰头试验、椎间孔扭曲试验和屈颈试验。

2. 答:康复治疗的适应证:①软组织型、神经根型、交感型和椎动脉型颈椎病;②早期脊髓型颈椎病;③年迈体弱或心、肝、肾功能不良,不能耐受手术者;④颈椎病的诊断尚不能完全肯定,需要在治疗中观察者;⑤颈椎手术后恢复期的患者。

3. 答:物理因子治疗的作用:物理治疗可以镇痛、消除软组织的炎症、水肿,改善局部组织与脑、脊髓的血液循环,缓解肌肉痉挛,延缓或减轻椎间关节、关节囊、韧带的钙化和骨化的过程,改善肌肉张力,调节自主神经功能。

主要方法:超短波疗法、微波疗法、直流电离子导入、红外线疗法、超声波疗法、低频调制中频电疗、泥疗、石蜡疗法、磁疗等。

(彭 力)

第三节　腰椎间盘突出症患者的康复

实 训 指 导

【技能目标】

1. 学会腰椎间盘突出症患者的腰椎间盘突出症评价标准及疗效标准评定方法。

2. 学会腰椎间盘突出症的康复治疗方法。

【实训时间】

1学时

【材料及设备】

材料：明尼苏达多项性格调查表（MMPI）和笔、纸等。

仪器设备：量角器、直尺、诊断床、牵引床、电脑中频治疗仪、离子导入治疗仪、短波治疗仪、红外线治疗仪或TDP治疗仪等。

【实训方式】

1. 由教师复习腰椎间盘突出症患者的价标准及疗效标准，做示范性评定、训练，指出评定、训练要点和技巧。

2. 学生分组，每两名学生为一小组，对腰椎间盘突出症病例进行分析讨论，进行评定、训练，教师巡回查看，随时纠正实训过程中出现的各种错误。

3. 教师抽查3~4名学生的评定结果及训练方法，指导其他学生评议其评定结果、训练方法是否正确、内容有无遗漏。

【实训内容与方法】

（一）实训方法

1. 学生分组对提供的腰椎间盘突出症病病例进行分析讨论。讨论内容：腰椎间盘突出症的分类及临床特点、康复评定和康复治疗方法、预测康复结局。

2. 制定康复治疗计划与方案。

3. 学生每2人一组，进行角色扮演，一人扮演患者，一人扮演治疗师，练习腰椎间盘突出症患者康复评定和康复治疗的方法。

（二）实训内容

1. 腰椎间盘突出症的康复功能评定

（1）Spengler腰椎间盘突出症评价标准：主要对神经症状、坐骨神经紧张症状、性格因素、脊髓造影和计算机扫描表现等进行相关评价。

（2）Tauffer和Coventry腰椎间突出症疗效标准：分为优、良、差三个方面对疗效进行评定。

（3）特殊检查：①直腿抬高及加强试验；②股神经牵拉试验；③梨状肌试验；④屈颈试验；⑤仰卧挺腹试验。

2. 记录评定结果并进行分析。

3. 制定康复治疗目标。

4. 针对康复治疗制定康复治疗方案。具体包括：①牵引：慢速牵引、快速牵引；②物理治疗：有超短波疗法、微波疗法、直流电离子导入等；③手法治疗；④推拿疗法；⑤注射疗法；⑥针灸治疗；⑦运动疗法等。

【注意事项及说明】

1. 注意做好健康宣教。

2. 在对患者评定和治疗中注意作好解释工作以取得患者的配合。

3. 在评定和治疗操作中注意安全。

4. 腰的牵引重量要严格掌握,随时注意并发症的发生。

5. 康复治疗效果不好的患者,可考虑药物镇痛或手术治疗改善症状。

6. 注意心理康复,消除患者的顾虑。

学 习 指 导

一、选择题

A1 型题

1. 腰椎间盘突出症的主要病因**不包括**（　　）

   A. 腰椎间盘退变　　　　　　　　　　B. 外伤

   C. 腰椎骶化　　　　　　　　　　　　D. 腰椎间盘内压力突然升高

   E. 肥胖

2. 腰围佩戴时间一般**不超过**（　　）

   A. 1 个月　　　　　　　　　　　　　B. 2 个月

   C. 3 个月　　　　　　　　　　　　　D. 4 个月

   E. 5 个月

3. 骨盆牵引时一般从体重的（　　）开始

   A. 20%　　　　　　　　　　　　　　B. 30%

   C. 40%　　　　　　　　　　　　　　D. 50%

   E. 60%

4. 腰椎间盘突出症患者一般卧床休息（　　）最宜

   A. 1 周　　　　　　　　　　　　　　B. 2 周

   C. 3 周　　　　　　　　　　　　　　D. 4 周

   E. 5 周

5. 患者,女,38 岁,诊断"腰椎间盘突出症",特殊检查**不包括**（　　）

   A. 直腿抬高及加强试验　　　　　　　B. 股神经牵拉试验

   C. 梨状肌试验　　　　　　　　　　　D. 霍夫曼征

   E. 仰卧挺腹试验

B1 型题

（6~8 题共用备选答案）

   A. 间歇性跛行步态　　　　　　　　　B. 偏瘫步态

   C. 剪刀步态　　　　　　　　　　　　D. 跨阈步态

   E. 慌张步态

6. 腰椎间盘突出症可能出现的步态是（　　）

7. 帕金森病典型的步态是（　　）

8. 脑卒中典型的步态是（　　）

A3 型题

（9~11 题共用题干）

男,65 岁,"腰及左下肢疼痛、麻木 1 年,加重 8 天",夜间及晨起后加重,卧床休息后减轻。体检:神志清楚,发育正常,营养中等,步态正常,检查合作。生理反射存在,病理反射未引出。专科检查:腰椎无侧弯,生理弯曲存在,弯腰受限,L_4~S_1 棘间及棘旁 1.5cm 处压痛,叩击痛（+）,挺腹试验（+）,双下肢直腿抬高试验左 30°,右 70°,加强试验（+）,4 字试验（-）,骨盆挤压、分离试验（-）,跟臀试验（+）,双下肢膝反射正常,双下肢肌力、肌张力正常。

9. 考虑的诊断是（　　　）
   A. 腰椎结核
   B. 腰椎间盘突出症
   C. 梨状肌综合征
   D. 急性腰扭伤
   E. 腰椎管狭窄

10. 该患者绝对卧床最好**不超过**（　　　）
   A. 1 周
   B. 2 周
   C. 3 周
   D. 4 周
   E. 5 周

11. 该患者物理治疗方法**不包括**（　　　）
   A. 高频电刺激
   B. 红外线照射疗法
   C. 直流电离子导入疗法
   D. 磁疗
   E. 水疗

X 型题

12. 腰椎间盘突出症患者的临床症状包括（　　　）
   A. 腰背痛
   B. 大腿及小腿后侧的放射性刺痛或麻木感
   C. 肌肉痉挛和瘫痪
   D. 下腹部腹股沟区
   E. 间歇性跛行

13. 按突出程度腰椎间盘突出症可分为（　　　）
   A. 膨出型
   B. 中央型
   C. 突出型
   D. 脱出型
   E. 游离型

二、病例分析

某女，43 岁，"腰痛及右下肢疼痛 3 年余，加重 1 月"以"腰椎间盘突出症"收入院。患者自诉 3 年前无明显诱因出现腰痛，疼痛呈持续性酸胀痛，弯腰受限，伴右下肢放射痛、麻木、乏力，无心慌胸闷、大小便异常等不适，上述症状于夜间及晨起后加重，卧床休息后减轻。1 个月前上述症状加重。神志清楚，发育正常，营养中等，步态正常，检查合作。生理反射存在，病理反射未引出。专科检查：腰椎无侧弯，生理弯曲存在，弯腰受限，L_3~L_5 棘间及棘旁 1.5cm 处压痛，叩击痛（+），挺腹试验（+），双下肢直腿抬高试验左 70°，右 30°，加强试验（+），4 字试验（−），骨盆挤压、分离试验（−），跟臀试验（+），双下肢腱反射正常，双下肢肌力、肌张力正常。辅助检查：门诊腰椎 MRI 提示 L_3~L_4、L_4~L_5 椎间盘膨出（2010-07-21 本院）。

1. 腰椎间盘突出症可以分为哪几类？
2. 简答腰椎间盘突出症患者的康复治疗作用？
3. 腰椎间盘突出症患者需进行牵引治疗，主要包括哪些方法？试举例叙述其中一个方法。

【答案】

一、选择题

1. E　　2. A　　3. E　　4. C　　5. D　　6. A　　7. E　　8. B　　9. B　　10. A
11. E　　12. ABCDE　　13. ACDE

二、病例分析

1. 答：按突出程度分为：膨出型、突出型、脱出型、游离型。按突出部位分为：中央型、后外侧型、外侧型又称椎间孔型、极外侧型。

2. 答：康复治疗腰椎间盘突出的作用有：①消炎、镇痛：康复治疗可以消炎止痛，改善损伤局部血液循环，促进炎症消散，松解粘连，减轻疼痛；②促进突出物回纳：通过康复治疗可以促进突出物回纳，或者改善突出物与其周围组织的结构关系，并可防止病变继续发展的作用；③兴奋神经、肌肉：康复治疗还可以刺激肌肉兴奋神经，使之调理修复。

3. 答：主要包括慢速牵引、快速牵引两种。

以快速牵引为例：快速牵引将中医的"拉压复位法"和"旋转复位法"结合，由计算机控制，瞬间完成，所以称之为快速牵引。有三个基本动作：水平牵引、腰椎屈曲或伸展、腰椎旋转。该牵引的特点是定牵引距离，不定牵引重量，即牵引距离设定后，牵引重量会随受牵引者腰部肌肉抵抗力的大小而自动调整，并且多在牵引的同时施加中医的正骨手法。

（彭　力）

第四节　肩周炎患者的康复

实 训 指 导

【技能目标】

1. 学会肩周炎的关节活动度、肩关节功能和改良 UCLA 评分等评定方法。

2. 学会肩周炎的康复治疗方法。

【实训时间】

1 学时

【材料及设备】

材料：肩关节功能评价量表、改良 UCLA 评分评分标准、Brunnstrom 等级评估分级表和笔、纸等。

仪器设备：量角器、直尺、电脑中频治疗仪、离子导入治疗仪、短波治疗仪、红外线治疗仪或 TDP 治疗仪等。

【实训方式】

1. 由教师复习肩周炎关节活动度评定肩关节功能评价表，做示范性评定、训练，指出评定、训练要点和技巧。

2. 学生分组，每两名学生为一小组，对肩周炎病例进行分析讨论，进行评定、训练，教师巡回查看，随时纠正实训过程中出现的各种错误。

3. 教师抽查 3~4 名学生的评定结果及训练方法，指导其他学生评议其评定结果、训练方法是否正确、内容有无遗漏。

【实训内容与方法】

（一）实训方法

1. 学生分组对提供的肩周炎病例进行分析讨论。讨论内容：肩周炎主要临床表现及临床分期、康复评定和康复治疗方法、预测康复结局。

2. 制定康复治疗计划与方案。

3. 学生每 2 人一组，进行角色扮演，一人扮演患者，一人扮演治疗师，练习颈椎病患者康复评定和康复治疗的方法。

（二）实训内容

1. 肩周炎的康复功能评定

（1）肩关节活动度评定：采用量角器测量患者肩关节屈、伸、外展、内旋及外旋等活动度。评定量表参照 Brunnstrom 等级评估分级。正常肩关节的活动度：前屈 0°~180°，后伸 0°~50°，外展 0°~80°，内旋 80°，外旋 30°。

（2）肩关节功能评价：根据患者疼痛（P）、ROM、ADL、肌力及关节局部形态等方面进行综合评定，总分为 100 分。其中疼痛、ROM 及 ADL 总分占 90%，M 及 F 总分占 10%。分值越高，肩关节功能越好。

（3）改良 UCLA 评分：对肩关节疼痛、功能、肌力和运动几个方面进行相关评定。

2. 记录评定结果并进行分析。

3. 制定康复治疗目标。

4. 针对康复治疗分期制定康复治疗方案。具体包括：①局部痛点封闭；②中医推拿；③针灸疗法；④物理因子治疗；⑤运动疗法；⑥手术治疗等。

【注意事项及说明】

1. 注意做好健康宣教。

2. 在对患者评定和治疗中注意作好解释工作以取得患者的配合。

3. 在评定和治疗操作中注意安全，随时注意并发症的发生。

4. 注意心理康复，消除患者的顾虑。

学 习 指 导

一、选择题

A1 型题

1. 肩关节周围炎的临床特点为（　　　）

    A. 静息时疼痛、功能活动受限　　　　　　B. 活动时疼痛、功能活动受限

    C. 活动时无疼痛、功能活动受限　　　　　D. 静息时无疼痛、功能活动受限

    E. 活动时疼痛，功能活动无受限

2. 关于肩关节周围炎可出现的阳性体征（　　　）

    A. 搭肩试验阳性　　　　　　　　　　　　B. 直尺试验阳性

    C. "疼痛弧"征阳性　　　　　　　　　　　D. 耸肩试验阳性

    E. 落臂试验阳性

3. 肩关节周围炎"冻结期"，肩关节（　　　）活动受限最为明显

    A. 肩关节以外展、上举、后伸　　　　　　B. 肩关节以外展、内旋、前屈

    C. 肩关节以内收、上举、后伸　　　　　　D. 肩关节以外展、外旋、后伸

    E. 肩关节以内收、外旋、前屈

4. 45 岁男性，左肩痛，左上肢上举、外展受限 8 个月，无肩周红、肿、热等表现，疼痛可向颈、耳、前臂及手放射。最可能的诊断是（　　　）

    A. 肩关节结核　　　　　　　　　　　　　B. 肩关节周围炎

    C. 肩关节骨肿瘤　　　　　　　　　　　　D. 类风湿关节炎

    E. 颈椎病

B1 型题

（5~7 题共用备选答案）

    A. 直腿抬高试验阳性　　　　　　　　　　B. 臂丛牵拉试验阳性

    C. 搭肩试验阳性　　　　　　　　　　　　D. 落臂试验阳性

    E. 耸肩试验阳性

5. 腰椎间盘突出症可能出现的阳性体征是（　　　）

6. 颈椎病可出现的阳性体征是（　　　）

7. 肩周炎可出现的阳性体征是（　　　）

A3 型题

（8~10 题共用题干）

男，52 岁，"左肩关节疼痛伴活动受限 3 天余"，夜间及受寒后疼痛加重，热敷或揉捏后症状可稍缓解。体检：左肩关节外观轻度肿胀，局部无发热，左肩贞、肩井、肩髃穴压痛，左肩外展、背伸、旋前、旋后功能明显受限，左臂丛牵拉试验阴性，左上肢肌力、肌张力、腱反射均正常。

8. 考虑的诊断是（　　　）

  A. 肩关节脱位　　　　　　　　　　B. 肩周炎

  C. 颈椎病　　　　　　　　　　　　D. 肩袖损伤

  E. 肺沟瘤（Pancoast 肿瘤）

9. 该病发生的肩部原因**不包括**（　　　）

  A. 肩关节周围软组织退行性变　　　B. 肩关节周围软组织劳损

  C. 上肢外伤后肩部固定过久　　　　D. 肩部急性挫伤、牵拉后因治疗不当

  E. 颈椎源性肩周炎

10. 正常肩关节活动度下列说法**错误**的是（　　　）

  A. 前屈 0°~180°　　　　　　　　　B. 后伸 0°~50°

  C. 外展 0°~80°　　　　　　　　　　D. 内旋 80°

  E. 外旋 40°

X 型题

11. 肩关节周围炎的发病原因有（　　　）

  A. 肩关节周围软组织退变　　　　　B. 肩关节周围软组织劳损

  C. 外伤后长久固定　　　　　　　　D. 肩部急性挫伤

  E. 肩关节结核

二、病例分析

某女，43 岁，"右肩关节疼痛伴活动受限 2 个月余"以"右肩周炎"收入院。患者自诉约 2 个月无明显诱因出现右肩关节疼痛，呈持续性酸胀痛，以右肩前外侧为甚，夜间及受寒后疼痛加重，热敷或揉捏后症状可稍缓解，同时伴右肩关节活动受限，日常生活如穿衣、梳头、洗澡等不能自理。患者无上肢疼痛、麻木及乏力等不适，无潮热盗汗，无心慌胸闷，无恶心呕吐，无头晕头痛等不适。体检：神志清楚，发育正常，营养中等，步态正常，检查合作。生理反射存在，病理反射未引出。专科检查：右肩关节外观轻度肿胀，局部无发热，右肩贞、肩井、肩髃穴压痛，右肩外展、背伸、旋前、旋后功能明显受限，右臂丛牵拉试验阴性，右上肢肌力、肌张力腱反射均正常。

1. 肩周炎可以分为哪几期？

2. 简答肩周炎患者的康复治疗作用。

3. 肩周炎康复治疗主要有哪些方法？

【答案】

一、选择题

1. B　　2. D　　3. D　　4. B　　5. A　　6. B　　7. E　　8. B　　9. E　　10. E

11. ABCD

二、病例分析

1. 答：按肩周炎的发生与发展，可分为疼痛期、冻结期和恢复期。

2. 答：肩周炎康复治疗的作用有：消炎止痛，减少渗出；松解粘连，缓解肌肉痉挛，促进局部新陈代谢，改善肩部关节功能；增强萎缩肌肉肌力，恢复关节活动范围。

3. 答：肩关节周围炎主要的康复治疗方法有：局部制动、口服药物、局部痛点封闭、中医推拿、针灸、物理因子治疗、运动疗法、手术治疗等。

（彭　力）

第五节　关节炎患者的康复

一、强直性脊柱炎患者的康复

实 训 指 导

【技能目标】

1. 学会强直性脊柱炎的康复评定方法。

2. 学会强直性脊柱炎的康复治疗方法。

【实训时间】

1 学时

【材料及设备】

材料：生活用品若干；Keitel 功能试验、Dougados 强直性脊柱炎功能性指数和关节指数评定量表、Bath 强直性脊柱炎疾病活动性指数、Bath 强直性脊柱炎计量指数、Bath 强直性脊柱炎功能性指数等强直性脊柱炎专项评定量表和笔、纸等。

仪器设备：握力计、拉力计、肌力测定仪、量角器、直尺、诊断床、推拿床、电脑中频治疗仪、离子导入治疗仪、短波治疗仪、红外线治疗仪或 TDP 治疗仪等。

【实训方式】

1. 由教师复习强直性脊柱炎专项评定量表，做示范性评定、训练，指出评定、训练要点和技巧。

2. 学生分组，每两名学生为一小组，对强直性脊柱炎病例进行分析讨论，进行评定、训练，教师巡回查看，随时纠正实训过程中出现的各种错误。

3. 教师抽查 3~4 名学生的评定结果及训练方法，指导其他学生评议其评定结果、训练方法是否正确、内容有无遗漏。

【实训内容与方法】

（一）实训方法

1. 学生分组对提供的强直性脊柱炎病例进行分析讨论。讨论内容：强直性脊柱炎的临床特点、诊断标准、康复评定和康复治疗方法、预测康复结局。

2. 制定康复治疗计划与方案。

3. 学生每 2 人一组，进行角色扮演，一人扮演患者，一人扮演治疗师，练习强直性脊柱炎患者康复评定和康复治疗的方法。

（二）实训内容

1. 强直性脊柱炎的康复功能评定

（1）疼痛评定：对强直性脊柱炎患者进行总体疼痛评定、夜间疼痛评定和脊柱疼痛三种方式疼痛评定。

（2）功能检查与评定：用改良 Schober 实验（腰椎活动度试验）评定胸腰椎前屈功能，指地距离评定脊柱前屈功能，下颌胸骨距评定颈椎前屈功能。

（3）胸廓活动度评定：患者直立，在第四肋间隙水平（女性乳房下缘）测量深吸气和深呼气时的胸围差，差值 <2.5cm 则胸廓活动度减小，活动受限。

（4）Keite 功能试验：用枕墙距、Schober-Wright 征、指尖与地距离、胸围呼吸差、单腿站立及下蹲等评定方法对脊柱功能进行相关评定。

（5）心理功能评定：采用焦虑自评量表（SAS）和抑郁自评量表（SDS）对患者心理功能进行评定。

2. 记录评定结果并进行分析

3. 制定康复治疗目标

4. 针对康复治疗分期制定康复治疗方案

（1）运动疗法：①维持胸廓活动度的运动；②保持脊柱灵活性的运动；③四肢关节运动；④健身和体育锻炼；⑤维持体位和姿势纠正的运动。

（2）物理因子治疗：①温热疗法：包括红外线疗法、超短波疗法、微波疗法、蜡疗法；②电疗：包括低中频电疗法、药物离子导入疗法。

（3）水疗法：脊柱病变广泛或病变累及多个关节的本病患者则更适合选择全身水浴或矿泉浴。主要包括全身气泡浴、涡流浴。

（4）针灸火罐疗法：主要包括针刺疗法、灸法等。

（5）作业治疗：包括 ADL、工作、娱乐再训练和家庭工作环境改建等。

（6）小针刀疗法：通过切开瘢痕、分离粘连与痉挛、疏通堵塞，从而改善患者的关节疼痛与活动障碍，矫正畸形。

【注意事项及说明】

1. 注意做好健康宣教。

2. 在对患者评定和治疗中注意作好解释工作以取得患者的配合。

3. 在评定和治疗操作中注意安全。

4. 注意心理康复，消除患者的顾虑。

学 习 指 导

一、选择题

A1 型题

1. 下列哪项与强直性脊柱炎相关（　　　）

　　A. HLA-B27　　　　　　　　　　　　B. HLA-DR3

　　C. HLA-DR4　　　　　　　　　　　　D. HLA-DR2

　　E. 以上均不正确

2. 强直性脊柱炎的 HLA-B27 的阳性率为（　　　）

　　A. 100%　　　　　　　　　　　　　　B. 90%

　　C. 80%　　　　　　　　　　　　　　　D. 70%

　　E. 60%

3. 强直性脊柱炎最早累及（　　　）

　　A. 髋关节　　　　　　　　　　　　　B. 骶髂关节

　　C. 膝关节　　　　　　　　　　　　　D. 脊柱

　　E. 近端指间关节

4. 强直性脊柱炎晚期易伴发（　　　）

　　A. 严重骨质疏松　　　　　　　　　　B. 高血压

　　C. 糖尿病　　　　　　　　　　　　　D. 肾病

　　E. 以上均不是

5. 以下哪项**不是**强直性脊柱炎的临床特点（　　　）

　　A. 大多起病缓慢隐匿

B. 症状在静止休息时加重,活动后缓解

C. 90% 患者 HLA-B27 阳性

D. "4"字试验可阳性

E. 可侵犯脊柱外关节,多为对称性大关节肿痛

6. 诊断强直性脊柱炎关键检查项目是(　　)

A. 血沉　　　　　　　　　　　　　B. 类风湿因子

C. HLA-B27　　　　　　　　　　　D. C 反应蛋白

E. 骶髂关节影像学检查

7. 下列哪项**不是**强直性脊柱炎的临床表现(　　)

A. 韧带钙化　　　　　　　　　　　B. 椎体方形变

C. 脊柱竹节变　　　　　　　　　　D. 胸廓活动受限

E. 关节对称性肿胀

B1 型题

(8~9 题共用备选答案)

A. 骶髂关节影像学检查　　　　　　B. RF

C. ASO　　　　　　　　　　　　　D. C 反应蛋白

E. 抗角蛋白抗体谱

8. 强直性脊柱炎的重要检查项目是(　　)

9. 类风湿关节炎早期的重要检查项目是(　　)

A3 型题

(10~11 题共用题干)

患者,李某,男,28 岁,"腰骶部疼痛 6 月余",夜间及休息时症状加重,伴晨僵,活动后疼痛缓解,无外伤史。RF(-),HLA-B27 阳性,体检:骶髂关节压痛,脊柱各个活动受限,胸廓活动度减低,"4"试验阳性。X 线示:软骨下骨缘模糊,骨质糜烂,关节间隙模糊,骨密度增高及关节融合。

10. 考虑的诊断是(　　)

A. 强直性脊柱炎　　　　　　　　　B. 腰骶关节劳损

C. 类风湿关节炎　　　　　　　　　D. 急性风湿热

E. 骨关节炎

11. 该患者脊柱运动功能评定**不包括**(　　)

A. 改良 Schober 实验　　　　　　　B. 指地距离

C. 脊柱侧屈评定　　　　　　　　　D. 下颌胸骨距

E. Hoffmann 征

X 型题

12. 强直性脊柱炎的运动疗法有(　　)

A. 深呼吸　　　　　　　　　　　　B. 肩胛内收运动

C. 慢跑　　　　　　　　　　　　　D. 游泳

E. 扩胸运动

13. 强直性脊柱炎的物理因子疗法有(　　)

A. 红外线　　　　　　　　　　　　B. 蜡疗

C. 超短波　　　　　　　　　　　　D. 微波

E. 超声波

二、病例分析

患者,王某,女,21 岁,"腰骶部疼痛 1 年余",以"强直性脊柱炎"收入院。患者诉 1 年前

无明显原因出现腰骶部疼痛，夜间及休息时疼痛加重，伴晨僵，活动后疼痛缓解，无外伤史。实验室检查：RF（－），HLA-B27阳性。体检：骶髂关节压痛，脊柱前屈、后伸、侧弯等活动受限，胸廓活动度减低，"4"试验阳性。X线示：软骨下骨缘模糊，关节间隙模糊，骨密度增高及关节融合。

 1. 强直性脊柱炎的Keitel功能试验评定包括哪些方面？

 2. 简答强直性脊柱炎的康复治疗意义。

 3. 强直性脊柱炎患者进行电疗康复治疗主要有哪些方法？试举例叙述其中一个方法。

【答案】

一、选择题

 1. A 2. B 3. B 4. A 5. E 6. E 7. E 8. A 9. E 10. A

11. E 12. ABCDE 13. ABCDE

二、病例分析

 1. 答：Keitel功能试验是评定脊柱的功能的试验，主要包括枕墙距、Schober-Wright征、指尖与地距离、胸围呼吸差、单腿站立及下蹲等。

 2. 答：康复治疗几乎适用于所有强直性脊柱炎患者，不同的临床阶段采用不同的康复治疗方法可提高治疗的综合疗效，有效控制炎症发生、发展，缓解疼痛；改善指地距、枕墙距、腰椎和胸廓活动度；提高肌力，延缓或阻止疾病发展，防止出现关节僵直畸形；维持并增加关节活动度，保护关节正常功能，最终使患者维持正常的工作及生活能力。

 3. 答：主要方法有低频脉冲电疗法、音频电疗法、调制中频电疗法、药物离子导入疗法等。

 药物离子导入疗法：可采用直流电或调制中频电流，将需要导入的药物置于与其离子极性相同的电极衬垫上，于患处对置或并置，耐受量，每次20~30分钟。

（郑 苏）

二、类风湿关节炎患者的康复

实训指导

【技能目标】

 1. 学会类风湿关节炎的康复评定方法。

 2. 学会类风湿关节炎的康复治疗方法。

【实训时间】

 1学时

【材料及设备】

 材料：生活用品若干；SOFI评定量表和笔、纸等。

 仪器设备：握力计、拉力计、肌力测定仪、量角器、直尺、诊断床、推拿床、电脑中频治疗仪、离子导入治疗仪、短波治疗仪、红外线治疗仪或TDP治疗仪等。

【实训方式】

 1. 由教师复习类风湿关节炎评定量表，做示范性评定、训练，指出评定、训练要点和技巧。

 2. 学生分组，每两名学生为一小组，对类风湿关节炎病例进行分析讨论，进行评定、训练，教师巡回查看，随时纠正实训过程中出现的各种错误。

 3. 教师抽查3~4名学生的评定结果及训练方法，指导其他学生评议其评定结果、训练方法是否正确、内容有无遗漏。

【实训内容与方法】

（一）实训方法

1. 学生分组对提供的类风湿关节炎病例进行分析讨论。讨论内容：类风湿关节炎的临床特点及分型、康复评定和康复治疗方法、预测康复结局。

2. 制定康复治疗计划与方案。

3. 学生每2人一组，进行角色扮演，一人扮演患者，一人扮演治疗师，练习类风湿关节炎患者康复评定和康复治疗的方法。

（二）实训内容

1. 类风湿关节炎的康复功能评定

（1）关节活动度的评定：检查ROM需在关节运动之前操作，最好用角度计或量规器精确测量，左右对比，患者主动活动范围即主动ROM与被动（检查者外力活动关节）ROM对比。

（2）功能评定：美国风湿病协会将RA分为Ⅳ级：

Ⅰ级：功能状态良好，能完全完成日常工作。

Ⅱ级：能从事正常活动，但有一个或多个关节活动受限或不适。

Ⅲ级：只能胜任一小部分或完全不能胜任一般工作或自理生活。

Ⅳ级：大部分或完全丧失能力，需要卧床或依靠轮椅，很少或不能自理生活。

（3）肌力评定：类风湿关节炎患者的肌力评定一般采用徒手肌力测定法，对手的肌力测定一般采用握力计法。

（4）步态分析：下肢关节受累的患者会出现异常步态，包括疼痛步态，肌无力步态，关节挛缩步态等。

（5）日常生活活动能力评定：依据Fries功能障碍调查表和SOFI评定表对患者生活活动能力进行相关评定。

2. 记录评定结果并进行分析

3. 制定康复治疗目标

4. 针对康复治疗制定康复治疗方案

（1）运动疗法：包括关节被动活动、主动助力活动、关节主动活动、等长肌肉收缩、等张肌肉收缩、抗阻力活动、肌耐力训练、牵引训练等。

（2）物理因子治疗：①冷疗：冷疗方式有冷泉、冷水浴、冰（冰袋）、液氮冷冻喷雾等；②电疗：包括直流电离子导入、低中频脉冲电治疗、高频脉冲电治疗等；③温热疗法：包括全身温热疗法、局部热疗、电热手套等；④光疗：有紫外线照射、激光照射治疗等。

（3）作业疗法：除了维持日常生活活动的训练外，如进食、梳洗、更衣、写字、站立、行走、蹲下、上下阶梯等。作业训练应根据部位不同作适当的选择，上肢肩、肘关节的伸屈功能训练可选择拉锯、刨削等活动；手指关节活动能力及手指精细活动训练可选择绘画、书法、刺绣、缝纫、编织、弹琴等训练；下肢的功能练习，可采用脚踏缝纫机、功率自行车等，增强髋、膝、踝关节的活动功能。

（4）推拿疗法：常用的手法有推、拿、揉、捏等。

（5）针灸治疗：选穴上主要取手足三阳经、阿是穴及督脉穴位等。

（6）小针刀疗法：通过切开瘢痕、分离粘连与痉挛、疏通堵塞，从改善患者的关节疼痛与活动障碍，矫正畸形。

【注意事项及说明】

1. 注意做好健康宣教。

2. 在对患者评定和治疗中注意作好解释工作以取得患者的配合。

3. 在评定和治疗操作中注意安全。

4. 做好关节防护, 避免关节再次受损。

5. 注意心理康复, 消除患者的顾虑。

学 习 指 导

一、选择题

A1 型题

1. 类风湿关节炎下列哪种关节外表现最**不常见**（　　）

    A. 肾炎   B. 肺间质病变

    C. 类风湿结节   D. 血管炎

    E. 心包炎

2. 类风湿关节炎关节表现**不包括**（　　）

    A. 关节僵直   B. 不对称性关节肿

    C. 关节压痛   D. 关节畸形

    E. 关节痛

3. 类风湿关节炎在疾病活动期血清 RF 阳性率为（　　）

    A. 30% 左右   B. 40% 左右

    C. 70% 左右   D. 90%

    E. 90% 以上

4. 类风湿关节炎关节症状的特点是（　　）

    A. 断续性   B. 不对称性

    C. 时轻时重   D. 关节肿胀与疼痛、压痛不同时存在

    E. 以上均不是

5. 类风湿关节炎最常见的心脏病变是（　　）

    A. 心肌炎   B. 心包炎

    C. 心脏瓣膜病   D. 心内膜炎

    E. 心脏传导系统疾病

6. 类风湿关节炎最早的关节表现是（　　）

    A. 关节肿   B. 关节痛

    C. 关节压痛   D. 关节畸形

    E. 关节晨僵

B1 型题

(7~9 题共用备选答案)

    A. 游走性关节痛

    B. 持续性关节痛

    C. 关节肿胀、发热、疼痛

    D. 关节肿胀、压痛, 活动时有摩擦感或"咔嗒"声

    E. 关节疼痛, 不肿胀

7. 类风湿关节炎关节痛的性质（　　）

8. 痛风关节炎疼痛的性质（　　）

9. 骨关节炎的关节疼痛性质（　　）

A3 型题

(10~11 题共用题干)

患者, 李某, 男, 28 岁, "双手关节疼痛 1 年余", 疼痛呈对称性、持续性、时轻时重疼痛。体

检:神清,表情自如,全身皮肤,无黄染,浅表淋巴未触及,甲状腺未触及肿大,双肺呼吸音清,心律齐,各瓣膜听诊区未及病理性杂音,腹平软,无压痛、反跳痛,病理征未引出,脑膜刺激征阴性,双腕关节压痛。血沉:22mm/h,类风湿因子68.2IU/ml。

10. 考虑的诊断是( )
    A. 类风湿关节炎　　　　　　　　B. 强直性脊柱炎
    C. 骨性关节炎　　　　　　　　　D. 痛风
    E. 脊髓型颈椎病

11. 该患者晚期**不可能**出现( )
    A. 尺偏畸形　　　　　　　　　　B. "鹅颈"畸形
    C. "纽扣花"畸形　　　　　　　　D. "望远镜"畸形
    E. "兰花指"畸形

X型题

12. 类风湿关节炎常见的关节外症状有( )
    A. 类风湿结节　　　　　　　　　B. 类风湿血管炎
    C. 心包炎　　　　　　　　　　　D. 慢性纤维性肺炎
    E. 胸膜炎

13. 下列关于类风湿关节炎诊断标准正确的是( )
    A. 晨僵≥1小时　　　　　　　　　B. 3个以上关节有肿胀
    C. 对称性肿胀　　　　　　　　　D. 皮下结节
    E. 类风湿因子阳性

二、病例分析

某女,39岁,"关节疼痛2个月余"以类风湿关节炎收入院。患者2个月前无明显诱因出现关节疼痛,呈间断发作,主要为双腕关节、右膝关节,时有双肘关节疼痛,于天气变化时加重,不伴红肿、明显僵痛,无发热、光过敏、面部皮疹、口腔溃疡、脱发、肌肉疼痛,无口干、眼干。查体:神清,表情自如,全身皮肤,无黄染,浅表淋巴未触及,甲状腺未触及肿大,双肺呼吸音清,心律齐,各瓣膜听诊区未及病理性杂音,腹平软,无压痛、反跳痛,病理征未引出,脑膜刺激征阴性,双腕关节压痛。门诊资料:血沉:23mm/h,类风湿因子71.2IU/ml(+)。

1. 类风湿关节炎患者的临床分型有几种?举例说明按发病特点分类各型的特点。
2. 类风湿关节炎患者的按功能评定分为几级及各级特点?
3. 类风湿关节炎的康复治疗的原则。

【答案】

一、选择题

1. A　　2. B　　3. C　　4. C　　5. B　　6. B　　7. B　　8. C　　9. D　　10. A
11. E　　12. ABCDE　　13. ABCDE

二、病例分析

1. 答:按类风湿关节炎的发病特点可分为隐袭型、急性发作型和中间型;按病理表现可分为渗出型、破坏性和强制性。

(1)隐袭型:发展缓慢,常与数周或数月内逐渐起病。最初可见全身不适或疲乏,偶有局部关节胀痛或不适。逐渐发展为晨僵、关节疼痛、肿胀,多为对称性。

(2)急性发作期:发展迅速,甚者在几天内发病。

(3)中间型:起病介于隐袭型和急性发作期两型之间,在数日至数周内出现关节症状。

2. 答:类风湿关节炎主要分为四级。Ⅰ级:功能状态良好,能完全完成日常工作;Ⅱ级:能从事正常活动，但有一个或多个关节活动受限或不适；Ⅲ级：只能胜任一小部分或完全不能胜任一般工作或自理生活；Ⅳ级：大部分或完全丧失能力，需要卧床或依靠轮椅，很少或不能自理生活。

3. 答：类风湿关节炎康复治疗的原则是：解除疼痛、控制炎症、保持良好的全身状态、预防或改善功能障碍。在疾病的不同时期，康复的重点是不一样的。急性期康复的重点是关节休息，尽可能使关节处于接近功能位置的舒适位置上，以减轻疼痛、控制炎症、避免关节负重；亚急性期以维持关节活动度，进行适当的主动和被动运动，以不加重疼痛为度；慢性期以预防和矫正畸形为主，可以通过体力训练，增加关节活动度和增强肌力等手段来实现。

（郑　苏）

三、骨关节炎患者的康复

实 训 指 导

【技能目标】

1. 学会骨关节炎的康复评定方法。
2. 学会骨关节炎的康复治疗方法。

【实训时间】

1 学时

【材料及设备】

材料：生活用品若干；笔、纸等。

仪器设备：握力计、拉力计、肌力测定仪、量角器、直尺、诊断床、推拿床、电脑中频治疗仪、离子导入治疗仪、短波治疗仪、红外线治疗仪或 TDP 治疗仪等。

【实训方式】

1. 由教师复习骨关节炎评定量表，做示范性评定、训练，指出评定、训练要点和技巧。

2. 学生分组，每两名学生为一小组，对骨关节炎病例进行分析讨论，进行评定、训练，教师巡回查看，随时纠正实训过程中出现的各种错误。

3. 教师抽查 3~4 名学生的评定结果及训练方法，指导其他学生评议其评定结果、训练方法是否正确、内容有无遗漏。

【实训内容与方法】

（一）实训方法

1. 学生分组对提供的骨关节炎病例进行分析讨论。讨论内容：骨关节炎的临床特点及分类、康复评定和康复治疗方法、预测康复结局。

2. 制定康复治疗计划与方案。

3. 学生每 2 人一组，进行角色扮演，一人扮演患者，一人扮演治疗师，练习骨关节炎患者康复评定和康复治疗的方法。

（二）实训内容

1. 骨关节炎的康复功能评定

（1）关节活动度的评定：通过 ROM 测定可了解关节障碍的程度以及康复治疗后关节功能的恢复情况。常用的方法有半圆规量角器测量法和方盘量角器测量法。

（2）肌力评定：常用的方法有徒手肌力测定法（MMT）和器械肌力测定。

（3）步态分析：下肢骨关节炎患者下肢会出现膝关节内翻步态，并可因步行时疼痛出现"疼痛步态"，此外还会出现肌无力步态，关节强直步态等。

（4）日常生活活动能力评定：常用的 ADL 评定的方法为 Barthel 指数分级法。

2. 记录评定结果并进行分析。

3. 制定康复治疗目标。

4. 针对康复治疗制定康复治疗方案。

（1）运动疗法：包括被动活动、主动助力活动、主动活动（包括等长、等张及等速练习）、增强肌力活动（等长、等张练习）、肌耐力练习和牵张练习等。

（2）物理因子治疗：有热疗、低中频电疗法、高频电疗法等。

（3）关节腔注射疗法：常用透明质酸钠关节腔内注射，必要时采用类固醇类药物作局部痛点封闭。

（4）针灸推拿：常用俞穴有腰夹脊、腰眼、肾俞、大肠俞、命门、腰阳关等。下肢部常用俞穴有阳陵泉、阴陵泉、足三里、血海、梁丘、委中、绝骨、昆仑、太溪、商丘、照海等。

【注意事项及说明】

1. 注意做好健康宣教。

2. 在对患者评定和治疗中注意作好解释工作以取得患者的配合。

3. 在评定和治疗操作中注意安全。

4. 做好关节防护，避免关节再次受损。

5. 注意心理康复，消除患者的顾虑。

学 习 指 导

一、选择题

A1 型题

1. 下列哪项风湿性以软骨变性破坏为主要病理改变（　　　）

　　A. 强直性脊柱炎　　　　　　　　　B. 类风湿关节炎

　　C. 骨性关节炎　　　　　　　　　　D. 风湿热关节受累

　　E. 痛风性关节炎

2. 骨关节炎的病理特点是（　　　）

　　A. 附着点炎　　　　　　　　　　　B. 滑膜炎

　　C. 血管炎　　　　　　　　　　　　D. 关节腔炎症

　　E. 关节软骨变性

3. 下列哪项**不是**骨关节炎的临床表现（　　　）

　　A. 关节痛　　　　　　　　　　　　B. 晨僵

　　C. 活动受限　　　　　　　　　　　D. 摩擦感

　　E. 关节红肿

4. 骨关节炎最常累及的关节是（　　　）

　　A. 踝关节，膝关节，远端指间关节　　B. 膝关节，踝关节，近端指间关节

　　C. 腕关节，肘关节，近端指间关节　　D. 膝关节，髋关节，远端指间关节

　　E. 掌指关节，远端指间关节，近端指间关节

5. 骨关节炎的危险因素**不包括**（　　　）

　　A. 年龄　　　　　　　　　　　　　B. 肥胖

　　C. 关节过度使用　　　　　　　　　D. 遗传因素

　　E. 环境因素

6. 骨关节炎的晨僵一般**不超过**（　　　）

　　A. 10 分钟　　　　　　　　　　　　B. 20 分钟

　　C. 30 分钟　　　　　　　　　　　　D. 40 分钟

E. 50 分钟

B1 型题

（7~9 题共用备选答案）

A. 抗核抗体检查 　　　　　　　　　B. RF 阳性

C. HLA-B27 阳性 　　　　　　　　　D. Heberden 结节

E. 血尿酸升高

7. 手骨性关节炎的特征性表现为（　　　）

8. 90% 强直性脊柱炎患者具有的特征为（　　　）

9. 痛风的患者具有的特征为（　　　）

A3 型题

（10~12 题共用题干）

患者，张某，男性，57 岁，"双膝关节疼痛、活动弹响 4 余年"，无关节肿胀，膝关节有骨擦音，X 线片示：膝关节间隙窄，髁间嵴增生，骨赘形成。

10. 考虑的诊断是（　　　）

A. 骨性关节炎 　　　　　　　　　　B. 骨质疏松症

C. 类风湿关节炎 　　　　　　　　　D. 强直性脊柱炎

E. 痛风

11. 该患者可能出现的步态是（　　　）

A. 疼痛步态 　　　　　　　　　　　B. 偏瘫步态

C. 跨阈步态 　　　　　　　　　　　D. 慌张步态

E. 剪刀步态

12. 该病的病理特点为（　　　）

A. 肌腱炎 　　　　　　　　　　　　B. 附着点炎

C. 关节软骨变性 　　　　　　　　　D. 血管炎

E. 骨膜炎

X 型题

13. 骨关节炎的临床表现有（　　　）

A. 晨僵 　　　　　　　　　　　　　B. 关节畸形

C. 搓泥丸手 　　　　　　　　　　　D. 关节摩擦感

E. 关节肿胀

14. 骨关节炎的运动疗法包括（　　　）

A. 被动活动 　　　　　　　　　　　B. 主动助力活动

C. 主动活动 　　　　　　　　　　　D. 增强肌力活动

E. 肌耐力练习

二、病例分析

某男，45 岁，"双膝关节疼痛 8 年余"以骨性关节炎收入院。患者 8 年前无明显诱因出现双膝关节疼痛，活动后疼痛加重，疼痛无明显昼夜交替，伴有关节弹响，不伴有其他关节疼痛，无发热、光过敏、肌肉酸痛等。查体：意识清晰，表情自如，体型偏胖，全身无黄染，浅表淋巴结未及，甲状腺不大，双肺呼吸音清，双肺无啰音，心律齐，各瓣膜听诊区未及病理性杂音，腹部平软，无压痛、反跳痛，肝脾肋下未及，双肾区无叩痛，双膝关节压痛，四肢肌力，肌张力正常，病理征未引出，脑膜刺激征阴性。X 线片示：双膝关节间隙变窄、软骨下骨硬化和（或）囊性变、双膝关节边缘骨赘形成。

1. 骨性关节炎的危险因素主要有哪些方面？

2. 简答骨性关节炎的康复治疗原则。

3. 简答骨性关节炎的康复治疗目标。

【答案】

一、选择题

1. C　　2. E　　3. E　　4. D　　5. E　　6. C　　7. D　　8. C　　9. E　　10. A

11. A　　12. C　　13. ABDE　　　14. ABCDE

二、病例分析

1. 答：骨关节炎发病的危险因素有：年龄、肥胖、关节损伤和过度使用、遗传因素、先天性关节结构异常和缺陷（如先天性髋关节脱位，髋臼发育不良等）、软骨或骨代谢异常等。

2. 答：骨关节炎康复治疗可有效缓解疼痛、阻止和延缓疾病的发展及保护关节功能。治疗原则应依据每个患者的病情而定，根据患者疼痛的程度、发病的部位、患病时间的长短以及疼痛持续的时间等的不同，因人而异，制定系统的康复治疗计划，正确选择康复治疗方法。对于经过康复治疗后疗效不佳，患者存在持续性关节疼痛而严重影响日常生活质量的，可以考虑行外科手术治疗。

3. 答：骨性关节炎康复治疗的目标是：消炎退肿，缓解疼痛；保持关节和肢体活动功能；增强患肢肌力，预防和治疗肌萎缩；增加关节稳定性，防止关节畸形和疼痛复发。

（郑　苏）

第六节　关节置换术后患者的康复

实 训 指 导

【技能目标】

1. 学会髋关节关节置换后及膝关节置换术后患者的评定方法。

2. 学会髋关节关节置换后及膝关节置换术后的康复治疗方法。

【实训时间】

2 学时

【材料及设备】

材料：生活用品若干；Harris 髋关节评分量表、HSS 膝关节功能评分量表和笔、纸等。

仪器设备：皮尺、三角尺、量角器、PT 床、CPM 关节康复器、各种运动训练器械等。

【实训方式】

1. 由教师复习关节置换术后患者评定量表，做示范性评定、训练，指出评定、训练要点和技巧。

2. 学生分组，每两名学生为一小组，分别对髋关节置换术和膝关节置换术病例进行分析讨论，进行评定、训练，教师巡回查看，随时纠正实训过程中出现的各种错误。

3. 教师抽查 3~4 名学生的评定结果及训练方法，指导其他学生评议其评定结果、训练方法是否正确、内容有无遗漏。

【实训内容与方法】

（一）实训方法

1. 学生分组对提供的髋关节关节置换术后及膝关节置换术后病例进行分析讨论，讨论内容：髋关节关节置换术后及膝关节置换术后的适应证及禁忌证、康复评定和康复治疗方法、预测康复结局。

2. 制定康复治疗计划与方案。

3. 学生每 2 人一组，进行角色扮演，一人扮演患者，一人扮演治疗师，练习髋关节关节置换术后及膝关节置换术后患者康复评定和康复治疗的方法。

（二）实训内容

1. 髋关节置换术后的康复

（1）髋关节置换术的康复功能评定

1）术前评定：①步态：主要确定步态类型、是否跛行、是否需要助行器；②姿势：主要观察姿势是否有异常；③肌力：可采用徒手肌力评定法了解患肢肌肉力量；④关节活动度：检查双髋关节活动范围，确定有无关节挛缩畸形；⑤神经系统功能：注意肢体有无神经功能障碍；⑥既往史：全面了解患者如心、肺、肝等情况，排除身体重要器官、系统疾患；详细应用过药物如磺胺类、激素、阿司匹林（乙酰水杨酸，APC）等以及过敏史；⑦下肢的长度：注意是否有下肢不等长，在仰卧位时骨盆保持水平、两足稍分开时测量；⑧下肢的围度：应测量下肢围度，并进行两侧对比，了解患肢肌肉有无萎缩；⑨髋关节功能评定：分别用 Harris 髋关节评分及 Charnley 疗效评分进行评定。

2）术后评定：①伤口情况：观察有无局部皮肤红、肿、热等感染体征，伤口愈合情况，有无渗出等；②关节肿胀：由关节内或关节周围软组织造成的水肿可用不同的检查方法，主要有浮髌试验和关节周围组织的围径测量等；③关节疼痛：疼痛程度采用目测类比评分法；④神经系统检查：检查患肢感觉，注意肢体有无神经功能障碍；⑤关节活动度：应用量角器评定关节活动范围；⑥肌力：手法肌力评定法评定下肢肌肉力量；⑦活动及转移的能力：根据患者术后的不同阶段，评估患者床上活动及转移能力、坐位能力、活动能力；⑧分析步态：训练患者行走时，除测评患者的一般步态，如步幅、步频、步宽等以外，还应仔细观察患者行走时站立相和摆动相的步态；⑨评定患者功能性活动能力：可采用 Harris 髋关节评分及 Charnley 评分进行评定。

（2）记录评定结果并进行分析

（3）制定康复治疗目标

（4）针对康复治疗制定康复治疗方案

1）术前康复治疗：①康复教育；②康复指导；③髋关节保护技术。

2）术后康复治疗：①术后固定；②消肿、止痛的疗法：冰疗、经皮神经电刺激；③体位摆放；④预防并发症：呼吸训练、踝关节"泵"式往返训练；⑤肌力训练；⑥关节活动度训练；⑦转移能力训练；⑧负重与步行训练；⑨功能性独立能力的训练；⑩关节持续被动活动（CPM）训练等。

2. 膝关节置换术后的康复

（1）膝关节置换术的康复功能评定

1）原发疾病有关因素的评价。

2）膝关节情况的评价：包括关节活动度、周径、肌力、膝关节评分、X 线片表现及术中情况等六个方面进行相关评定。

3）全身状态及并发症。

4）精神、心理、智力状态。

5）年龄、性别、经济能力等社会背景资料。

（2）记录评定结果并进行分析

（3）制定康复治疗目标

（4）针对康复治疗制定康复治疗方案

1）术前健康指导：包括指导患者学会使用步行器和拐杖、指导患者练习呼吸及咳嗽的技巧、告诉患者膝关节全置换术的有关注意事项等。

2）术后早期康复：术后当日～第 3 天；康复方法包括：①术后固定；②术后疼痛处理；③深呼吸和有效咳嗽训练；④踝"泵"运动；⑤按摩；⑥肌力训练；⑦体位转移训练；⑧关节活动度训练；⑨髌骨滑移活动；⑩膝关节连续被动活动（CPM）练习等。

术后第 4 天～3 周：康复方法包括：①继续上述内容项目的练习；②膝关节连续被动活动（CPM）练习；③股四头肌交互抑制；④膝关节活动度练习；⑤行走及负重训练；⑥本体感觉训练。

3）术后晚期康复：术后 4～6 周康复方法包括：①继续上述运动训练项目；②肌力训练；③关节活动度训练；④步态训练与平衡训练。

术后 7～12 周康复方法包括：①继续上述项目练习；②肌力训练；③膝部稳定性和功能性控制训练；④步行训练；⑤上下楼梯训练；⑥小站桩训练；⑦日常生活活动能力（ADL）训练：包括卧 - 坐 - 立转移训练、如厕转移训练、乘车转移训练以及穿戴鞋袜训练、上下台阶训练等。

【注意事项及说明】

1. 注意做好常识宣教。

2. 在对患者评定和治疗中注意作好解释工作以取得患者的配合。

3. 在评定和治疗操作中注意安全。

4. 注意心理康复，消除患者的顾虑。

学 习 指 导

一、选择题

A1 型题

1. 关节置换术下列说法**错误**的是（　　　）

　A. 关节置换术后为防止脱位，髋关节屈曲小于 90°，内收不超过中线，避免髋关节屈曲、内收、内旋位

　B. 关节置换术后即进行股四头肌、腘绳肌、臀部肌肉的等长收缩练习

　C. 关节置换术康复教育，始于术前，贯穿康复过程，是康复计划顺利完成的必要准备

　D. 关节置换术一个月即可跑步、跳跃和举重

　E. 关节置换术后日常生活中，采用能量保存技术，以减少患者过多的能量消耗

2. 髋关节置换术的适应证**不包括**（　　　）

　A. 骨性关节炎　　　　　　　　　B. 类风湿关节炎

　C. 髋臼骨折　　　　　　　　　　D. 髋关节不稳定或畸形

　E. 髋关节活动性感染性炎症

3. 全髋关节置换术后肌力训练**不正确**的是（　　　）

　A. 术后即进行股四头肌、腘绳肌、臀部肌肉的等长收缩练习

　B. 术后第五天开始主动助力运动，此时应注意患侧肢体重量的支持

　C. 第三周开始髋屈、伸、展肌渐进抗阻肌锻炼，肌力的训练要重视髋外展肌

　D. 术后 2～3 周可采用固定自行车练习

　E. 一般早期可做支腿抬高练习

4. 髋关节训练时，髋关节屈曲应小于（　　　）

　A. 40°　　　　　　　　　　　　B. 50°

　C. 60°　　　　　　　　　　　　D. 70°

　E. 80°

5. 全膝关节置换术的适应证**不包括**（　　　）

　A. 骨性关节炎　　　　　　　　　B. 血友病性关节炎

　C. 创伤性关节炎　　　　　　　　D. 骨肿瘤

E. 膝关节疼痛性融合

6. 膝关节置换术的相对禁忌证**不包括**（　　）

A. 肥胖　　　　　　　　　　　　　B. 关节不稳

C. 严重骨质疏松　　　　　　　　　D. 严重肌力减退

E. 骨肿瘤

B1 型题

（7~8 题共用备选答案）

A. 0°~145°　　　　　　　　　　　B. 40°~45°

C. 135°~150°　　　　　　　　　　D. 0°~135°

E. 130°~140°

7. 髋关节正常屈曲的角度为（　　）

8. 膝关节正常的活动范围为（　　）

A3 型题

（9~10 题共用题干）

男，43 岁，"右髋疼痛 3 年，加重半年"，右髋持续性疼痛，以站立行走时明显。体检：神志清晰，右臀部及右上肢有明显瘢痕，右髋前、后叩击痛，右侧"4"试验（+），右侧抬高试验 45°（+），左侧 45°（+），加强试验（+），下肢肌力、感觉未见明显异常，双膝、双踝反射未引出。骨盆平片示：右股骨头无菌性坏死。诊断为右股骨头坏死，治疗上行髋关节置换术。

9. 髋关节置换术术前进行的评定**不包括**（　　）

A. 步态　　　　　　　　　　　　　B. 姿势

C. 肌力　　　　　　　　　　　　　D. 关节活动度

E. 伤口情况

10. 髋关节置换术后体位摆放**错误**的是（　　）

A. 后外侧入路手术后，髋屈曲大于 90°

B. 前外侧入路手术后，应避免外旋

C. 患者仰卧位，患侧肢体置于外展中立位，外展 30°位

D. 根据人工假体柄和臼置入的角度将患髋置于外展外旋位：外展 30°、外旋 15°位

E. 髋关节外展内旋位：外展 30°、内旋 15°位

X 型题

11. 膝关节置换术后康复治疗的目的是（　　）

A. 加强膝关节周围屈伸肌的肌力，并促进全身体力及状态恢复

B. 控制疼痛、肿胀，预防感染及下肢深静脉血栓形成，促进伤口正常愈合

C. 改善人工关节的活动功能及稳定，使患者获得健康舒适感

D. 激活骨代谢，促进骨生长再塑，帮助人工关节在骨内的附着

E. 帮助患者建立康复信心，改善患者的精神心理面貌，激发生活热情，提高生活质量

12. 膝关节置换术的早期康复疗法有（　　）

A. 踝"泵"运动　　　　　　　　　　B. 关节活动度训练

C. 髌骨滑移活动　　　　　　　　　D. 体位转移训练

E. 本体感觉训练

13. 关节置换术术前康复指导包括（　　）

A. 不负重触地式步行　　　　　　　B. 肌力练习

C. 改善关节活动度　　　　　　　　D. 维持肢体中立位

E. 佩戴髋膝踝矫形器步行

二、病例分析

某女，56岁，"右髋疼痛2年，加重3个月"以股骨头坏死收入院。患者2年前无明显诱因出现有髋部持续性疼痛，无发热，以站立位、行走时明显，行走时跛行，3个月前右髋疼痛及跛行逐渐加重。查体：神志清晰，发育正常，全身浅表淋巴未触及，颈软，心、肺、腹未见明显异常，右臀部及右上肢有明显瘢痕，右髋前、后叩击痛，右侧"4"试验（+），右侧直腿抬高试验35°（+），左侧45°（+），加强试验（+），下肢肌力、感觉未见明显异常，双膝、双踝反射未引出。骨盆平片示：右股骨头无菌性坏死。诊断为右股骨头坏死，治疗上行髋关节置换术。

1. 简答髋关节置换术后康复的主要目标。

2. 髋关节置换术术前需要进行哪些评定？

3. 怎样才能预防髋关节置换术后并发症的发生？试举例叙述其中一个方法。

【答案】

一、选择题

1. D　　2. E　　3. E　　4. D　　5. E　　6. E　　7. E　　8. A　　9. E　　10. A
11. ABCDE　　12. ABCD　　13. ABCD

二、病例分析

1. 答：髋关节置换术后康复的目标是：①解除或缓解疼痛，恢复体力，恢复患者日常生活协调性，提高生活质量；②改善关节周围的肌肉力量，重建关节的稳定性；③改善置换后关节的活动度，重建关节的良好功能；④改善和纠正患者因长期疾病所造成的不正常的姿势和步态；⑤防止关节僵硬和肌肉萎缩；⑥加强对置换关节的保护，延长关节使用的寿命。

2. 答：主要包括步态、姿势、肌力、关节活动度、疼痛、神经系统功能、既往史、下肢的长度、下肢的围度、X线检查、髋关节功能评定等。

3. 答：主要包括呼吸训练、踝关节"泵"式往返训练。

以呼吸训练为例：深呼吸和有效的咳嗽训练，同时双上肢作伸展扩胸运动，进行肺功能训练，预防肺部感染。每个动作重复10次，每日2~3次。

（郑　苏）

第七节　截肢患者的康复

实 训 指 导

【实训目的】

1. 通过实际操作熟练掌握残肢的评定方法、使用假肢前的训练方法。

2. 熟悉假肢的评定、穿戴和使用训练方法。

【主要仪器设备】

锁控式上肢假肢、下肢假肢、皮尺，笔和纸等。

【实训方法和内容】

（一）实训方法

1. 学生分组对提供的截肢病例进行分析讨论。讨论内容：截肢平面、残肢的处理、康复评定和选择康复治疗方法，制定康复治疗计划与方案。

2. 学生每2人一组，进行角色扮演，一人扮演患者，一人扮演治疗师，练习康复评定和康复治疗的方法。

3. 分组练习假肢的穿戴和使用方法。

（二）实训内容

1. 截肢患者的康复功能评定

（1）残肢的评定：残肢畸形、残肢外形、残肢的长度测量、关节活动度检查、肌力检查、残肢痛、幻肢痛的评定。

（2）假肢的评定：临时假肢的评定，有接受腔的评定、悬吊能力的评定、假肢的对线、穿戴假肢后残肢情况、步态等；正式假肢的评定，有上肢假肢、下肢假肢的评定、接受腔的评定、假肢长度、步态评定、行走能力评定等。

（3）使用假肢能力的评定：全身状态的能力评定、其他肢体能力的评定、非理想残肢的能力评定。

2. 记录评定结果并进行分析

3. 确定康复治疗目标

4. 根据康复治疗目标，制定康复治疗方案。具体方法：

（1）使用假肢前的训练：包括增强体能的运动训练、残肢训练、肌力训练、增强残肢皮肤强度的训练、使用助行器的训练、站立与步行训练。

（2）穿戴和使用假肢的训练：有穿戴临时假肢的训练和穿戴正式假肢的训练，包括假肢穿脱的训练、站立平衡训练、步行训练、上下台阶步行训练、上下坡道步行训练、跨越障碍物训练、上肢假肢训练和下肢假肢训练。

5. 学生分组练习假肢的穿脱和使用训练

（1）假肢穿脱的方法

1）大腿假肢穿脱方法：穿假肢时，患者取坐位，假肢接受腔和大腿残肢要涂抹滑石粉，再用丝绸布将残肢包裹上，将接受腔阀门打开，站立位，将假肢垂直插入接受腔，将丝绸布的尾端从接受腔底部的孔内拉出，引导残肢伸入接受腔，达到与接受腔全面接触，再将丝绸布全部拉出，然后盖上阀门，拧紧。穿好后，患者平行站立，检查假肢穿着是否合适，如不合适，需要重穿一次；脱假肢时，患者取坐位，将接受腔的阀门打开取下假肢即可。

2）小腿假肢穿脱方法：穿假肢时，残肢端先要套上一层薄的尼龙袜套，然后再套上软的接受腔，为便于穿上假肢，要在软接受腔的外面再套一层尼龙袜，然后将残肢穿入接受腔，同样要求残肢和接受腔要全面接触，站起让残肢到位即可；脱假肢时，双手握住假肢，同时用力向下拽，将残肢拉出即可。

（2）假肢使用训练：站立平衡训练、步行训练、上下台阶步行训练、上下坡道步行训练、跨越障碍物训练等。

【注意事项】

1. 注意宣教和心理疏导，使患者接受假肢。

2. 患者保持适当的体重。

3. 防止残肢肌肉萎缩、肿胀及脂肪沉积。

4. 保持残肢皮肤和假肢接受腔的清洁。

学　习　指　导

一、选择题

A1 型题

1. 上肢截肢平面选择的总原则（　　　）

    A. 越短越好　　　　　　　　　　　B. 尽可能保留残肢长度

    C. 不用考虑残肢长度　　　　　　　D. 肘关节以上

    E. 残肢最短

2. 大腿截肢患者良姿位为（   ）

    A. 仰卧位   B. 侧卧位

    C. 关节伸直且外展   D. 关节伸直不要外展

    E. 关节屈曲且外展

3. 临时假肢安装的正确时间（   ）

    A. 截肢术后即刻   B. 截肢后一周

    C. 截肢后半个月   D. 截肢后一个月

    E. 截肢后 3 天

4. 截肢术后残肢的皮肤应该（   ）

    A. 保持湿润   B. 干燥、清洁

    C. 热毛巾热敷   D. 湿毛巾包裹

    E. 湿润防感染

5. 小腿假肢，双侧下肢应等长。大腿假肢，假肢侧可比健侧短（   ）左右

    A. 1cm   B. 1mm

    C. 2cm   D. 3cm

    E. 2mm

6. （   ）型残端利于假肢的安装

    A. 菱形   B. 圆柱形

    C. 方形   D. 三角形

    E. 圆锥形

7. 同样的速度在平地行走，小腿截肢者要比正常人多消耗（   ）的能量

    A. 65%~100%   B. 1%~10%

    C. 10%~40%   D. 60%~80%

    E. 30%~70%

8. 同样的速度在平地行走，大腿截肢者要比正常人多消耗（   ）的能量

    A. 65%~100%   B. 1%~10%

    C. 10%~40%   D. 60%~80%

    E. 30%~70%

9. 跨越障碍物训练，正确的是（   ）

    A. 假肢承重，健肢先跨越   B. 健肢承重，假肢先跨越

    C. 哪侧都可以   D. 右下肢承重，左下肢先跨越

    E. 左下肢承重，右下肢先跨越

10. 下肢假肢训练出现侧倾步态的主要原因有（   ）

    A. 假肢贴合不紧密   B. 对线不良、假肢过短

    C. 足跟抬得过高   D. 髋关节屈曲挛缩

    E. 假肢过长

A3 型题

（11~12 题共用题干）

梁某，男，58 岁，既往有高血压病史 20 年，糖尿病史 10 余年，均自服口服药控制，自诉有青霉素过敏史。半年前右下肢因糖尿病足致右下肢发生感染坏死在腰麻下行右小腿上段截肢术，术后予抗感染、营养支持、胰岛素控制血糖治疗。后又因截肢残端愈合不佳，于半月前腰麻下行右大腿中 1/3 截肢，残端取皮，左小腿扩创，自体取皮移植术，术后继续予抗感染、营养支持、胰岛素控制血糖治疗，目前患者残端创面愈合中。

11. 此患者现在应穿戴（　　　）假肢
  A. 临时假肢　　　　　　　　　　　B. 普通假肢
  C. 正式假肢　　　　　　　　　　　D. 一般假肢
  E. 术中假肢

12. 此患者在进行正式假肢穿戴之前必须具备的残肢条件中（　　　）**不正确**
  A. 残肢无肿胀　　　　　　　　　　B. 残肢肌肉不再萎缩
  C. 临时假肢应用 2 周以上　　　　　D. 接受腔与残肢适配良好
  E. 肌力四级

二、病例分析

　　某男，33 岁，因高压电击伤后入院，总面积约 15%，Ⅲ~Ⅳ度，双下肢肿胀，枕顶部头皮、左侧肩胛区、右手为电击伤入口，可见焦痂，部分腓肠肌坏死膨出，基本离断；右小腿为电击伤出口，也见右小腿中段至足部已几乎全部炭化，足背软组织缺失，部分距骨骨折及烧焦呈黑色。患者在全麻下行右大腿下段截肢术及左小腿创面切痂植皮术。现术后 15 天，全身状况良好。

　　1. 截肢患者残肢评定包括哪些内容？

　　2. 如何判定此患者是否能使用一般性临时假肢？

　　3. 该患者使用假肢前需要进行什么样的康复训练？

【答案】

一、选择题

　　1. B　　2. D　　3. A　　4. B　　5. A　　6. B　　7. C　　8. A　　9. A　　10. B
　　11. A　　12. E

二、病例分析

　　1. 答：截肢患者残肢评定包括残肢外形，圆柱状为佳、观察有无残肢畸形、残肢的皮肤情况、残肢的长度，围度测量、关节活动度、残肢肌力、是否具有残肢痛和患肢痛。

　　2. 答：一般在术后 3 周，切口拆线，愈合良好后即可安装，接受腔的松紧适当，全面接触和全面承重，无压迫和疼痛、下肢假肢的悬吊能力良好、无对线不良、穿戴假肢后残肢情况良好才可以使用一般性临时假肢。

　　3. 答：增强体能的运动训练、残肢髋关节的内收和后伸运动训练、髋关节的屈、伸、外展和内收肌群的肌力训练、增强残肢皮肤强度的训练、使用助行器的训练和站立与步行训练。

（马雪真）

<h1 align="center">第八节　运动损伤患者的康复</h1>

<h2 align="center">实 训 指 导</h2>

【技能目标】

1. 学会运动损伤的康复评定方法。

2. 学会运动损伤的康复治疗方法。

3. 能够根据评定结果设计运动损伤的康复治疗方案。

【实训时间】

2 学时

【材料及设备】

材料：疼痛评定量表（目测法）；笔、纸等。

仪器设备：阶梯、平行杠、平衡训练器、PT床、ROM评定尺、软尺、ROM测量仪、皮尺、物理因子治疗设备等。

【实训方式】

1. 由教师复习运动损伤的评定要点，做示范性评定、训练，指出评定、训练要点和技巧。

2. 学生以4~6人一组，选择合适临床运动损伤病例进行实训，主要进行运动损伤的康复评定及康复治疗方案设计，并根据设计的方案，练习康复治疗方法；在教师的指导下，可进行适当的治疗方法实践。

3. 教师抽查3~4名学生的评定结果及训练方法，指导其他学生评议其评定结果、训练方法是否正确、内容有无遗漏。

【实训内容与方法】

1. 运动损伤的康复功能评定　根据临床上患者的运动损伤类型选择康复评定方法。

（1）前交叉韧带强度评定：分别于膝关节屈曲90°及30°时用15、20、30磅（1磅=0.45kg）的拉力测量双侧前交叉韧带强度，两侧对比若胫骨移位差值大于3mm，为前交叉韧带松弛。

（2）Lachman试验和反Lachman试验：仰卧或俯卧位，屈膝30°角，检查者用一只手固定大腿，另一只手试图向前（Lachman试验）或向后（反Lachman试验）移动胫骨。阳性结果提示有前交叉韧带或后交叉韧带损伤。

（3）Mcmurray试验：检查内、外侧半月板。仰卧位，完全屈膝，足后跟抵住臀部。检查者一只手放在膝关节，拇指及示指在关节线水平，另一只手内旋胫骨；如果旋转时患者疼痛且伴有咔哒声，提示外侧半月板损伤。同样，外旋胫骨检查内侧半月板。阳性结果提示半月板损伤。

（4）肌力评定：用徒手肌力检查法进行。有条件者可进行等速肌力评定。

（5）ROM评定：重点评测受损关节及相邻关节的活动范围，注意左右侧对比。

（6）肢体围度测量：注意两侧对比。上臂围度测量在肩峰下10cm处；前臂围度测量在尺骨鹰嘴下10cm处；大腿围度测量在髌骨上缘10cm处；小腿围度测量在髌骨下极10cm处。

（7）肩关节功能评定：UCLA肩关节评分系统。

（8）疼痛评定：用VAS法评定。

2. 根据临床病例康复评定结果，以康复小组的形式讨论对该患者的康复治疗方案，治疗方案应有包括以下内容：

（1）主诉、现病史及一般情况。

（2）临床诊断、康复诊断。

（3）主要存在问题。

（4）康复目标（近期、中期、远期）。

（5）康复治疗方法：要详细而具体，要有可操作性。

要根据分期治疗原则来对患者进行治疗。

3. 练习并演示康复治疗方案中的治疗方法，要求能够熟练操作。

【注意事项及说明】

1. 临床病例选择由实训教师负责，尽量选择单一运动损伤病例，避免多系统、多器官严重损害的病例。

2. 必须穿着实训服，严格遵守见习医院的各项规章制度，严守医德医风，对患者关心体贴，文明礼貌，在患者同意的前提下进行。

3. 严格各项操作进规程，小心谨慎，避免产生新的损伤。

4. 注意康复知识的卫生宣教。

学 习 指 导

一、选择题

A1 型题

1. 一位马拉松运动员在完成 2 个半小时的比赛后虚脱，其体温为 40℃。初步的适当处理**不包括**（　　）

　　A. 将运动员移到阴凉处　　　　　　　B. 水化同时补充生理盐水

　　C. 抬高下肢　　　　　　　　　　　　D. 按摩下肢

　　E. 心电图监测

2. 患者 31 岁，打字员，主诉肘外侧痛，怀疑有肱骨外上髁炎，此时希望找到疼痛，可以利用的动作是（　　）

　　A. 抗阻指屈曲　　　　　　　　　　　B. 抗阻腕屈曲

　　C. 抗阻指伸展　　　　　　　　　　　D. 被动腕伸展

　　E. 被动指屈曲

3. 患者女性，65 岁，腰腿痛，一年来腰与大腿行走时疼痛不适，坐时加重。5 周前左腿急性疼痛，扩展至足背。医生嘱其卧床休息 3 天再逐渐活动，口服足量 NSAID 以及对乙酰氨基酚（醋氨酚），疼痛严重时以丁卡因作为救援剂，1 个月后腿痛仍无改善，此时应给的处理是（　　　　）

　　A. 胸腰椎断层摄片

　　B. 应用胸腰骶矫形器

　　C. 以伸展为基础的背肌与腹肌肌力练习

　　D. 卧床休息腰椎牵引

　　E. 硬膜外类固醇注射，然后物理治疗

4. 男性青年，左膝外伤后疼痛 2 个月，查体：左膝浮髌试验（＋），外侧关节间隙压痛，外侧旋转挤压试验（＋），侧方应力试验（－），为确诊应选择最佳的辅助检查为（　　　）

　　A. 膝关节 X 线检查　　　　　　　　　B. 膝关节双重造影

　　C. 膝关节穿刺抽液　　　　　　　　　D. 膝关节 CT 检查

　　E. 膝关节镜检查

5. 运动损伤的分期包括（　　　）

　　A. 急性期　亚急性期　慢性期　　　　B. 急性期　慢性期　恢复期

　　C. 急性期　稳定期　恢复期　　　　　D. 急性期　稳定期　慢性期

　　E. 急性期　亚急性期　恢复期

6. 下列（　　　）**不是**运动损伤后急性期的治疗要点

　　A. 制动　　　　　　　　　　　　　　B. 止痛

　　C. 止血　　　　　　　　　　　　　　D. 防止肌肉萎缩

　　E. 防止肿胀进一步加重

7. 韧带Ⅱ度（中度）损伤是指受损韧带出现以下情况（　　　）

　　A. 韧带只有部分纤维被拉断，局部有轻度出血

　　B. 韧带没有纤维被拉断，没有明显功能丧失

　　C. 韧带部分断裂并伴一定程度的功能丧失

　　D. 韧带部分断裂，但没有出现功能丧失

　　E. 韧带完全断裂，功能完全丧失

8. 膝关节半月板损伤是最常见的运动损伤之一,损伤后的临床表现包括以下情况,但除外( )

    A. 大多有明显的外伤史　　　　　　　B. 受损膝关节有明显疼痛

    C. McMurray 试验阳性　　　　　　　　D. Lachman 试验阳性

    E. 可伴有关节积液

9. 肌肉肌腱完全断裂,缝合术后6周可以开始做以下( )练习

    A. 负重运动　　　　　　　　　　　　B. 被动运动

    C. 抗阻运动　　　　　　　　　　　　D. 不负重的主动运动

    E. 用力牵拉

10. 肩关节周围炎的最常见病因是( )

    A. 结核　　　　　　　　　　　　　　B. 类风湿关节炎

    C. 细菌感染　　　　　　　　　　　　D. 风湿性关节炎

    E. 损伤

二、病例分析

患者高××,女性,20 岁,羽毛球运动员。2012 年 8 月 16 日,在比赛中右膝受伤。查体:右膝关节肿胀,髌骨上下极压痛,内侧关节间隙压痛,内外侧应力试验(−),前抽屉试验(+),拉赫曼试验(+),膝扭转屈伸试验(+),膝提拉研磨试验(+),膝回旋挤压试验(+),浮髌征(+),膝关节屈伸运动时弹响。经详细检查及 MRI 显示,诊断:右膝内侧半月板撕裂性损伤,膝前交叉韧带损伤,关节腔积液。

请制定出该运动员的康复计划。

【答案】

一、选择题

1. D　　2. C　　3. A　　4. D　　5. C　　6. D　　7. C　　8. D　　9. A　　10. E

二、病例分析

膝内侧半月板康复治疗方法:

(1)早期床边训练(术后 0~1 周):需休息并抬高患肢,用膝关节支具相对制动 3 周左右,但术后第 1 天就可开始康复训练。训练时必须配戴支具,支具伸 / 屈范围设定为 0°~30°。

1)手术当天:开始活动足趾、踝关节。

2)股四头肌训练:早期进行股四头肌功能训练,可以保持关节液的营养成分,维护关节周围血液循环,增加关节腔活动度,达到防止关节粘连的作用。而且通过训练可加强肌肉运动,使关节周围肌群力量增加,防止肌萎缩。第 1 天即可开始等长收缩运动,每组 50 次,每天 4~5 组。

3)踝泵运动:下肢自然伸直,做足跖屈与背屈动作,30 次 / 组,3 组 / 天。

4)活动髌骨:治疗师进行被动的髌骨各方向运动,使髌骨 ROM 尽可能达到正常范围。并可指导患者及家属进行髌骨运动。

5)抬小腿:患肢下垫 6~8cm 厚的圆柱形垫,以膝关节为轴心,大腿不动,抬小腿、踝部,足跟离床约 5cm 左右。

6)直腿抬高:伸膝后直腿抬高至与床面 30°处,保持 5 秒为 1 次,30 次 / 组,3~4 组 / 日。可根据患者情况,术后第 1 天就可开始,从辅助运动过渡到主动运动。

(2)肌力训练:ROM 达一定范围后,即可开始股四头肌和腘绳肌的强化训练。术后 2 周起,做踝泵、直腿抬高训练时,加用弹力带以抗阻,并逐渐增加负荷。术后 4 周开始平地骑自行车。6 周后不扶拐上下楼梯训练。

(3)ROM 的康复:在膝关节支具的控制、保护下,早期开始训练 ROM,术后 2 周内,主动

进行 0°~90° 范围内的屈膝活动，2 次 / 天；被动 ROM 在 4 周内伸 / 屈应达 0°/90°，以后每周增加 10°，8 周达正常伸屈度。

（4）行走训练：术后 24 小时可扶拐下地，术后 2 周内不负重；第 3 周可用拐步行，但仍需用膝关节支具保护，行走负重 25%，第 4 周为 50%，第 5 周为 75%，第 6~8 周去除支具 100% 负重行走。超重患者可适当推迟 1 周左右。

（5）6~8 周后进行膝关节神经肌肉本体感觉训练和恢复性运动训练：开始游泳，跳绳及慢跑。运动员开始专项运动中基本动作的练习，运动时戴护膝保护。

（6）术后 3 个月，开始专项运动训练。

（贾柯其）

第九节　手外伤患者的康复

实 训 指 导

【技能目标】
1. 学会手外伤的康复评定方法。
2. 学会手外伤的康复治疗方法。

【实训时间】
2 学时

【材料及设备】
材料：生活用品若干；棉签、铅笔橡皮头、橡皮泥、螺母、回形针、硬币、别针、纸和笔等。
仪器设备：量角器、握力计、音叉、量杯、手容积测量仪、微波治疗仪、手夹板等。

【实训方式】
1. 由教师带领学生复习手外伤的康复评定方法、常用的康复治疗方法，强调康复评定及治疗中的注意事项，并给出病例。
2. 将学生分为两人一组，对手外伤病例进行分析讨论，通过角色扮演进行评定、治疗方法训练，教师巡回查看，及时纠正实训过程中出现的各种错误。
3. 抽查 2~3 组学生演示康复评定及治疗操作，其他学生评议后教师总结。

【实训内容与方法】
（一）实训方法
1. 学生分组对提供的手外伤病例进行分析讨论。讨论内容："患者"的手功能存在哪些康复问题、还是否需完善康复评定内容、应采取的康复治疗措施。
2. 制定康复治疗计划与方案。
3. 学生每 2 人一组，进行角色扮演，一人扮演患者，一人扮演治疗师，练习手外伤的康复评定和康复治疗的方法。

（二）实训内容
1. 手外伤患者的康复评定
（1）一般评定：望诊、触诊、动诊、量诊。
（2）手功能评定
1）手的运动功能评定：①手的关节活动度评定：手关节活动角度评定；手关节总主动活动范围评定；标准化评定。②手部肌力评定：徒手肌力评定；握力的评定；捏力的评定。
2）手的感觉功能评定：①Semmes-Weinstein 单纤维感觉测定器检查。②移动触觉评定。③恒定触觉评定。④振动觉评定。⑤两点分辨试验。⑥"触觉识别"的评定。

3）手整体功能评定：①Jebsen手功能评定。②明尼苏达操作等级测试。③9孔插板试验。

2. 根据病例提供的评定资料进行分析。

3. 制定康复治疗方案（要求包含临床诊断、康复诊断、存在的主要问题、康复目标、康复治疗方法等）。

4. 练习康复治疗方案中的康复治疗方法。

【注意事项及说明】

1. 实训前必须掌握手外伤相应的理论知识，明确实训的目的。

2. 在练习评定和治疗操作中注意安全。

3. 在角色扮演中注意体现对患者的人文关怀。

4. 要有严肃认真的学习态度，相互配合、团结合作的团队精神。

学 习 指 导

一、选择题

A1 型题

1. 评价手的结构与功能变化的一般评定方法**不包括**（　　　）

   A. 望诊　　　　　　　　　　　　　B. 触诊

   C. 叩诊　　　　　　　　　　　　　D. 动诊

   E. 量诊

2. （　　　）手指丧失时，将丧失手功能的50%

   A. 拇指　　　　　　　　　　　　　B. 示指

   C. 中指　　　　　　　　　　　　　D. 无名指

   E. 小指

3. 手的基本动作包括（　　　）

   A. 抓握及非抓握　　　　　　　　　B. 摸、握

   C. 力性抓握及精确抓握　　　　　　D. 抓、钩

   E. 握、提

4. 2PD<6mm 对应的手功能是（　　　）

   A. 不能持物　　　　　　　　　　　B. 持物有困难

   C. 能持大器件　　　　　　　　　　D. 能做精细工作

   E. 可持小物品

5. 关于手的功能位，下列哪项是**错误**的（　　　）

   A. 手做各种动作前的准备姿势，能发挥最大功能的位置

   B. 呈握玻璃杯的姿势

   C. 腕背伸约 20°~25°，拇指充分外展，掌指及指间关节微屈

   D. 腕背伸约 10°~15°，并有轻度尺偏

   E. 手外伤骨折后，一般需将手固定在功能位

6. 手的休息位是（　　　）

   A. 直拳　　　　　　　　　　　　　B. 勾拳

   C. 半握拳　　　　　　　　　　　　D. 完全握拳

   E. 握玻璃杯姿势

7. 手的功能位是（　　　）

   A. 直拳　　　　　　　　　　　　　B. 勾拳

   C. 半握拳　　　　　　　　　　　　D. 完全握拳

E. 握玻璃杯姿势

8. 手神经外伤后，感觉恢复的顺序是（　　　）

　　A. 痛觉、温度觉、30Hz振动觉、256Hz振动觉、辨别觉、移动性触觉、恒定性触觉

　　B. 痛觉、温度觉、辨别觉、移动性触觉、30Hz振动觉、256Hz振动觉、恒定性触觉

　　C. 痛觉、温度觉、30Hz振动觉、移动性触觉、恒定性触觉、256Hz振动觉、辨别觉

　　D. 痛觉、温度觉、256Hz振动觉、移动性触觉、恒定性触觉、30Hz振动觉、辨别觉

　　E. 痛觉、辨别觉、温度觉、移动性触觉、恒定性触觉、30Hz振动觉、256Hz振动觉

9. 手肌腱松解术后2~3周可进行（　　　）

　　A. 阻力练习　　　　　　　　　　　　B. 木工作业

　　C. 轻微ADL练习　　　　　　　　　　D. 抓握力量练习

　　E. 恢复工作

10. 手2~5伸指肌腱Ⅰ~Ⅱ区损伤后的康复治疗（　　　）

　　A. 术后1~5周，远侧指间关节夹板固定于伸直位，近侧指间关节自由屈伸

　　B. 术后1~5周，近侧指间关节夹板固定于伸直位，远侧指间关节自由屈伸

　　C. 术后1~5周，近、远侧指间关节夹板固定于伸直位

　　D. 术后1~5周，掌指关节固定于伸直位，近、远侧指间关节自由屈伸

　　E. 以上均不是

11. 手2~5伸指肌腱Ⅲ~Ⅳ区损伤后的康复治疗（　　　）

　　A. 术后1~5周，远侧指间关节夹板固定于伸直位，近侧指间关节自由屈伸

　　B. 术后1~5周，近侧指间关节夹板固定于伸直位，远侧指间关节自由屈伸

　　C. 术后1~5周，近、远侧指间关节夹板固定于伸直位

　　D. 术后1~5周，掌指关节固定于半伸直位，近、远侧指间关节自由屈伸

　　E. 以上均不是

12. 手2~5伸指肌腱Ⅴ、Ⅵ、Ⅶ区损伤后的康复治疗（　　　）

　　A. 术后1~2周，夹板固定手于腕背伸30°，掌指关节0°，指间关节自由活动的位置

　　B. 术后1~2周，夹板固定手于腕屈30°，掌指关节0°，指间关节自由活动的位置

　　C. 术后1~2周，夹板固定手于腕背伸30°，掌指关节屈30°，指间关节自由活动的位置

　　D. 术后1~2周，夹板固定手于腕屈30°，掌指关节屈30°

　　E. 以上均不是

13. Kleinert夹板主要适用于（　　　）

　　A. 腕以远的屈拇长肌腱及指屈肌腱断裂修复术后固定

　　B. 舟骨骨折后的固定

　　C. 掌骨骨折的固定

　　D. 桡神经损伤后的固定

　　E. 指伸肌腱断裂修复术后固定

14. 指屈肌腱修复术后置动力夹板使（　　　）

　　A. 腕处于背伸30°~45°，掌指关节屈45°~65°，指间关节伸展位

　　B. 腕处于屈30°~45°，掌指关节、指间关节伸展位

　　C. 腕处于屈30°~45°，掌指关节屈45°~65°，指间关节伸直位

　　D. 腕处于伸展位，掌指关节屈45°~65°

　　E. 腕处于伸展位，掌指关节屈30°~45°，指间关节屈45°~65°

15. 手部骨折复位要求是（　　　）

　　A. 功能复位　　　　　　　　　　　　B. 解剖复位

C. 近乎解剖复位,允许稍微成角　　　　D. 近乎解剖复位,允许稍微有旋转移位

E. 近乎解剖复位,对位对角线达 90%

16. 形成"猿手"畸形是(　　　)神经损伤

    A. 正中神经　　　　　　　　　　　B. 尺神经

    C. 桡神经腕段　　　　　　　　　　D. 桡神经

    E. 臂丛神经

17. 腕背伸 60°,掌屈 45° 的正确关节活动度记录方法是(　　　)

    A. 60°~0°~45°　　　　　　　　　　B. 0°~60°~45°

    C. 0°~45°~60°　　　　　　　　　　D. 0°~0°~0°

    E. 45°~0°~60°

18. 掌骨干骨折较为多见的是(　　　)

    A. 1~2 掌骨干　　　　　　　　　　B. 2~3 掌骨干

    C. 2~5 掌骨干　　　　　　　　　　D. 1~5 掌骨干

    E. 3~4 掌骨干

B1 型题

(19~21 题共用备选答案)

    A. Moberg 拾物试验

    B. 明尼苏达操作等级测试

    C. Jebsen 手功能评定

    D. 9 孔插板试验

    E. Semmes-Weinstein 单纤维感觉测定器检查

19. 精细的检查触觉的方法是(　　　)

20. 评估手部及上肢粗大活动的协调与灵活性常用(　　　)

21. 评定手的"触觉识别"常用(　　　)

(22~24 题共用备选答案)

    A. 指深屈肌腱断裂　　　　　　　　B. 指浅屈肌腱断裂

    C. 掌骨干骨折　　　　　　　　　　D. 指伸肌腱在止点断裂

    E. 桡神经损伤

22. 当固定患指中节时,不能屈远端指间关节,应考虑是(　　　)

23. 出现"锤状指"畸形,应考虑是(　　　)

24. 固定其他指于伸直位,患指不能屈近端指间关节,应考虑(　　　)

A3 型题

(25~27 题共用题干)

患者,男,21 岁,工人,右手被切板机切伤致手掌离断,X 片示:右手第二掌骨远端、第 3~5 掌骨中远端以远骨质及周围软组织缺如,余骨未见骨折现象。入院后行右手掌再植术,术后各指末梢血供良好。第 3 周转入康复科,术后第 4 周伤口愈合良好。康复评定:右手腕关节主、被动活动良好,掌指关节伸直僵硬,各手指有微主动屈伸活动。

25. 对患者还应完善下列(　　　)评定

    A. 手指的长度　　　　　　　　　　B. 手指感觉功能

    C. 手指皮肤温度　　　　　　　　　D. 手指皮肤色泽

    E. 手指有无肿胀

26. 对患者目前采取的康复治疗措施下列(　　　)合适

    A. 进行指关节及掌指关节的被动活动,以预防关节挛缩僵硬

B. 进行指关节及掌指关节的被动活动,活动的幅度尽可能大,以更好地达到治疗效果

C. 行肌腱松解术

D. 行夹板固定,以保护掌指关节再损伤

E. 行冰疗法

27. 术后第6周拔除内固定初期,**不宜**行(　　　)治疗

A. 无阻抗肌力训练　　　　　　　　B. 使用掌骨固定夹板

C. 强阻抗肌力训练　　　　　　　　D. 关节松动术

E. 物理因子治疗

X型题

28. 手外伤常见康复问题包括(　　　　　)

A. 运动障碍　　　　　　　　　　　B. 感觉障碍

C. 心理障碍　　　　　　　　　　　D. 日常生活活动能力降低

E. 职业能力和社会生活能力下降

29. 手外伤康复治疗目标包括(　　　　　)

A. 预防和减轻肿胀,促进组织愈合,减轻疼痛

B. 避免肌肉的误用、失用和过度使用,避免关节损害或损伤,预防畸形

C. 提高手的感觉及运动功能

D. 恢复手的灵巧性及协调能力

E. 增强日常生活活动能力

30. 有关掌骨颈骨折,下列说法正确的是(　　　　　)

A. 以第5掌骨颈骨折多见

B. 骨折整复后,用石膏或夹板固定3~6周,维持腕关节背伸20°~25°,掌指关节屈曲70°

C. 骨折整复后,用石膏或夹板固定掌指关节及指间关节3~6周

D. 伤后8周,可进行肌力训练

E. 术后3~5天进行伤指的指间关节的被动运动,但禁止掌指关节的运动

二、病例分析

患者,女,33岁,纺织工人,1个月前工作时不慎压伤左手,急送医院治疗。X线检查示"左手中指、小指中节指骨骨折",入院后给予"内固定、左手背侧皮肤植皮术"等治疗。为恢复手功能,转入康复科进行康复治疗。

手功能评定:左手无法握拳,对示指可完成;虎口打开拇指与示指之间约7cm;腕关节背伸55°,掌曲60°;拇指掌指关节屈曲30°,指间关节屈曲59°;示指掌指关节屈曲40°,伸展 -20°,近侧指间关节屈曲50°位僵硬,远侧指间关节伸直僵硬;示指背侧与掌侧近侧指间关节远端皮肤浅感觉减退,植皮区浅感觉消失。

1. 对该患者还需完善哪些评定内容?

2. 制订近期的训练目标。

3. 对患者可采取哪些方法进行康复治疗?

【答案】

一、选择题

1. C　　2. A　　3. A　　4. D　　5. D　　6. C　　7. E　　8. C　　9. C　　10. A

11. B　　12. A　　13. A　　14. C　　15. B　　16. A　　17. A　　18. C　　19. E　　20. B

21. A　　22. A　　23. D　　24. B　　25. B　　26. A　　27. C　　28. ABCDE

29. ABCDE　　30. ABDE

二、病例分析

1. 答：还需进行 ADL 评定、肌力评定、其余关节的活动度评定、其余残端皮肤感觉功能的评定。

2. 答：①减轻疼痛。②增加活动受限的各关节活动度 5°~10°，改善对掌、对指等手部功能，提高手的灵活性。③改善左手皮肤的浅感觉功能。

3. 答：可采取运动疗法（关节活动训练、肌力训练、关节松动术等）、物理因子疗法、作业疗法、感觉再训练等方法进行治疗。

（梅雨珍）

第十节　骨质疏松症患者的康复

学 习 指 导

一、选择题

A1 型题

1.（　　）是骨质疏松症的常见症状

    A. 疼痛   B. 骨折

    C. 肌肉萎缩   D. 肌无力

    E. 关节肿胀

2. X 线摄片法只有当骨量下降（　　）才可以显现出来

    A. 10% 以上   B. 20% 以上

    C. 30% 以上   D. 40% 以上

    E. 50% 以上

3. 下列（　　）**不属于**预防骨质疏松症的措施

    A. 多食富含维生素 D 及钙丰富的食物   B. 加强运动

    C. 围绝经期妇女适当补充雌激素   D. 戒烟

    E. 多食含糖量丰富的食物

4. 有关骨质疏松症，下列说法哪项是**错误**的（　　）

    A. 是一种有骨量减少、骨强度降低、骨脆性增加和易发生骨折的疾病

    B. 以疼痛为最常见症状

    C. 治疗时应注意建立安全的生活和工作环境

    D. 应鼓励患者多参加社交活动

    E. 肥胖人群易患此病

5. 骨质疏松症发生骨折最常见的部位是（　　）

    A. 椎体   B. 肱骨

    C. 腓骨   D. 髂骨

    E. 髋骨

6. Ⅰ型骨质疏松症主要是（　　）人群易患病

    A. 绝经期妇女   B. 卧床患者

    C. 制动患者   D. 老人

    E. 青春期少女

7. 骨密度评定常用的推荐测量部位是（　　）

    A. 腰椎 1~4 和肱骨   B. 腰椎 1~4 和股骨颈

C. 股骨和肱骨   D. 髂骨和股骨

E. 胸椎 1~4 和股骨颈

8. 目前进行骨密度评定应用最广的方法是（　　）

A. 单能 X 线吸收测定法   B. 单光子吸收测定法

C. 双能 X 线吸收测定法   D. 定量 CT 法

E. 定量超声测定法

9. （　　）**不属于**骨质疏松症患者的康复治疗目标

A. 缓解或控制疼痛

B. 防治骨折

C. 减缓骨量丢失,提高骨量

D. 减缓骨量丢失,促进骨骼生长

E. 改善和恢复机体运动功能,提高日常生活活动能力,提高生活质量

B1 型题

（10~12 题共用备选答案）

A. 运动疗法   B. 作业疗法

C. 物理因子疗法   D. 钙制剂和维生素 D

E. 甲状腺素

10. 促进骨矿化、防治骨质疏松症的药物（　　）

11. 对骨质疏松症引起的急慢性疼痛首选（　　）

12. 有严重的心功能不全及严重心律失常的骨质疏松症患者禁忌（　　）

A3 型题

（13~15 题共用题干）

患者,女,69 岁,因"间断腰背痛 10 年、加重 1 年"就诊。10 年前出现劳累后腰背酸痛,休息后缓解,无明显活动受限。8 年前因提重物后突发剧烈背痛,无法活动,卧床休息 2~3 个月略缓解,未进一步治疗。近 1 年腰背痛渐加重,严重时翻身、上下楼受限,夜间下肢"抽筋"。平时户外活动少。发病以来体重稳定,身高比年轻时缩短约 9cm。14 岁月经初潮,52 岁绝经。查体:胸椎下段后突,胸腰椎压、叩痛(+)。X 线检查:L_1 楔形变。

13. 最可能的诊断是（　　）

A. 软骨病   B. 骨质疏松症

C. 佝偻病   D. 颈椎病

E. 腰椎间盘突出症

14. 8 年前提重物后突发剧烈背痛、无法活动可能是发生了（　　）

A. 气胸   B. 背部肌肉拉伤

C. 脊柱压缩性骨折   D. 肋骨脆性骨折

E. 以上均不可能

15. 应完善（　　）评定内容以进一步确诊

A. 疼痛评定   B. 肌力评定

C. 关节活动度评定   D. 骨密度评定

E. 平衡功能评定

X 型题

16. 骨质疏松症的主要临床表现有（　　）

A. 脊柱变形   B. 疼痛

C. 呼吸功能下降   D. 骨折

E. 驼背

17. 有关骨质疏松症的治疗下列（　　　　）说法是正确的
   A. 多食含钙高的食物
   B. 对站立不稳的患者，配置合适的步行器
   C. 减少活动，以防骨折的发生
   D. 运动疗法时活动幅度尽可能大，以加强训练效果
   E. 选择性地运用物理因子治疗对骨质疏松症引起的急慢性疼痛应作为首选方法

18. 有关骨质疏松症，（　　　　）说法是正确的
   A. 是一种有骨量减少、骨强度降低、骨脆性增加和易发生骨折的疾病
   B. 以疼痛为最常见症状
   C. 预防比治疗更重要
   D. 预防应从中年期开始
   E. 应鼓励患者多参加社交活动

二、病例分析

患者，女，58 岁，腰背部疼痛 3 年，加重伴身高缩短 1 年。近 7 年来，患者由于腰背疼痛明显，难以胜任日常家务，常伴有下肢抽搐，体力下降，偶有跌倒。初潮年龄为 16 岁，月经周期正常，51 岁绝经，生育 1 次。既往身体健康，无甲状腺功能亢进、糖尿病等内分泌代谢病史，无使用糖皮质激素等药物史，无烟酒等不良嗜好。体格检查：四肢关节无红肿变形，脊柱略后突畸形伴压痛，轻叩击痛。实验室检查无异常。骨密度检测：L_1~L_4 骨密度值低于正常值 3.8 个标准差，股骨颈骨密度值低于正常值 1.5 个标准差。胸腰椎 X 摄片显示：胸椎（T_{12}）压缩性骨折。

1. 临床诊断为何种疾病？
2. 疾病的康复治疗目标是什么？
3. 对患者可采取哪些方法进行康复治疗？

【答案】

一、选择题

1. A　　2. C　　3. E　　4. E　　5. A　　6. A　　7. B　　8. C　　9. D　　10. D
11. C　　12. A　　13. B　　14. C　　15. D　　16. ABCDE　　　17. ABE
18. ABCE

二、病例分析

1. 答：诊断为骨质疏松症。
2. 答：缓解疼痛；防治骨折；减缓骨量丢失，提高骨量；防止失用综合征；改善和恢复机体运动功能，提高日常生活活动能力，提高生活质量。
3. 答：主要采取运动疗法（承重耐力训练、抗阻力量训练、柔韧性和协调性训练）、物理因子疗法、作业疗法等方法进行治疗，并可配置胸腰矫形器或胸围等保护器，限制脊柱的过度屈伸，以缓解症状并预防再次发生椎体骨折。多食入一些含钙、磷、维生素及蛋白质丰富的食品，以补充体内与骨代谢有关物质的不足。

（梅雨珍）

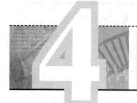

第四章

心肺和代谢疾病患者的康复

第一节　高血压病患者的康复

实 训 指 导

【技能目标】

1. 学会高血压病的康复评定方法。

2. 学会制定高血压病患者的康复治疗方案。

【实训时间】

1学时

【材料及设备】

材料：高血压患者病例、检查报告等。

仪器设备：血压计、听诊器。

【实训方式】

1. 由教师复习高血压分类、分期及高血压病患者康复治疗方法等，演示血压测量方法，并指出要点和注意事项。

2. 学生分组，每两名学生为一小组，对教师给出的高血压病病例进行分析讨论，对其进行分类、分期并制定出康复治疗方案，教师巡回查看，随时纠正实训过程中出现的各种错误。

3. 教师抽查3~4名学生的评定结果及康复治疗方案，指导其他学生评议其评定结果、训练方案科学与否、内容有无遗漏。

【实训内容与方法】

（一）实训方法

1. 学生分组对教师提供的高血压病病例进行分析、讨论。讨论内容：高血压病患者的功能障碍、康复评定和康复治疗方法、预测康复结局。

2. 制定康复治疗计划与方案。

3. 学生每2人一组，进行角色扮演，一人扮演患者，一人扮演治疗师，练习高血压病患者康复评定和指导高血压患者康复治疗的方法。

（二）实训内容

1. 高血压病的康复功能评定　测量血压，并根据病例中各项检查报告将病例患者进行高血压分级、分期。

2. 记录评定结果并分析病例患者的主要功能障碍。

3. 制定康复治疗目标。

4. 针对康复治疗目标制定康复治疗方案。

（1）纠正危险因素：①生活指导：生活规律，坚持戒烟，限制饮酒；②低盐、低脂饮食；③降低体重；④控制情绪。

（2）运动疗法：①运动处方制定（运动强度确定、运动方法选择、运动时间确定等）；②运动处方实施；③运动处方调整。

【注意事项及说明】

1. 在对患者评定和治疗中注意作好解释工作以取得患者的配合。

2. 血压测量时应注意　①环境安静；②被测量者测量前静休 5 分钟；③被测量者取坐位，裸露右上臂，肘部与心脏同一水平；④袖带紧贴被测者上臂，袖带下缘应在肘弯上 2.5cm，听诊器的体件置于肘窝肱动脉处。

3. 指导患者训练要持之以恒，如停止训练，训练效果可以在 2 周内完全消失。

4. 不要停、撤降压药物，运动治疗只是作为药物治疗的辅助方法，特别是Ⅱ期以上患者。

学 习 指 导

一、选择题

A1 型题

1. 下列哪种情况可以进行康复治疗（　　　）

    A. 临界高血压　　　　　　　　　　B. 高血压危象

    C. 伴心动过速　　　　　　　　　　D. 伴不稳定心绞痛

    E. 运动中血压超过 220/110mmHg

2. 高血压患者康复治疗方法**不包括**（　　　）

    A. 长期戒烟、限制饮酒　　　　　　B. 降低体重

    C. 终生使用降压药　　　　　　　　D. 有氧运动

    E. 抗阻运动

3. 确定高血压患者运动处方中靶心率的最佳方法是（　　　）

    A. 220—年龄（岁）　　　　　　　　B. 根据运动试验测得

    C. 控制在 90~110 次 / 分　　　　　D. 超过 130 次 / 分

    E. 以上方法均存在危险

4. 目前根治高血压的方法是（　　　）

    A. 运动疗法　　　　　　　　　　　B. 降压药物

    C. 手术治疗　　　　　　　　　　　D. 心理治疗

    E. 尚无

5. 张先生，54 岁，高血压病史 5 年，安静时血压 155/100mmHg，该患者血压分级为（　　　）

    A. 轻度高血压　　　　　　　　　　B. 中度高血压

    C. 重度高血压　　　　　　　　　　D. 临界高血压

    E. 单纯收缩期高血压

6. 李某，女，46 岁，体检中发现血压 145/85mmHg，无其他疾病，目前首选的治疗方法是（　　　）

    A. 药物治疗　　　　　　　　　　　B. 心理治疗

    C. 饮食疗法　　　　　　　　　　　D. 运动疗法

    E. 无需治疗

7. 高血压患者每日氯化钠的摄入量应控制在（　　　）

    A. 2g 以内　　　　　　　　　　　　B. 4g 以内

    C. 6g 以内　　　　　　　　　　　　D. 6~8g

    E. 无需严格控制

8. 高血压患者运动强度按自觉费力程度分级应在（　　　）级范围内

A. 1~5 级

B. 6~7 级

C. 8~9 级

D. 10~11 级

E. 12~16 级

9. 高血压患者运动治疗的时间（　　　）合适

A. 60% 最大心率，20~30 分钟

B. 70% 最大心率，10 分钟

C. 70% 最大心率，20~30 分钟

D. 70% 最大心率，50 分钟

E. 80% 最大心率，30 分钟

10. 高血压患者步行疗法时步速（　　　）为宜

A. 少于 75 步 / 分

B. 50~100 步 / 分

C. 80~120 步 / 分

D. 100 步 / 分

E. 150 步 / 分

11. 高血压患者停止运动治疗的指标是（　　　）

A. 自觉疲劳

B. 心率超过 100 次 / 分

C. 收缩压超过 220mmHg

D. 自觉呼吸困难

E. 以上都不是

二、病例分析

患者，男，66 岁，20 年前体检发现血压升高，当时血压 150/90mmHg，未予重视，血压逐渐上升，6 年前最高达 190/110mmHg，开始药物治疗，但用药不规则，血压控制不良。3 年前，出现头昏、眼花、头胀痛，测血压 220/116mmHg，尿蛋白（+++），住院治疗，诊断为高血压病、慢性肾功能不全、混合型高脂血症。今晨再度出现头昏、头胀痛，来院就诊。入院体检：体温 36.5℃，血压 200/106mmHg，呼吸 18 次 / 分，心率 97 次 / 分，腰围 112cm，体重指数 31.7kg/m²，颈静脉无怒张，双肺无干湿性啰音；心界不大，心律齐，无杂音；腹软，肝脾未触及，双下肢无水肿，四肢肌力正常，双侧病理反射阴性。

1. 请对该患者进行康复评定，并判断其分类及分期。

2. 请为此患者制定康复目标。

3. 请为该患者制定一份康复治疗计划（重点为运动处方）。

【答案】

一、选择题

1. A　　2. C　　3. B　　4. E　　5. B　　6. D　　7. C　　8. E　　9. C　　10. C

11. C

二、病例分析

1. 答：该患者属高血压 3 级、Ⅲ 期。

2. 答：目前高血压病患者的康复治疗目标是将血压控制在理想范围内，一般推荐的降压标准为收缩压 <150mmHg，如病情允许可降至 140/90mmHg 以下。由于该患者合并肾功能不全，因此其降压目标值应确定为 130/80mmHg 以下。

3. 答：运动方式：快走或蹬自行车。运动强度：运动时心率控制在 108 次 / 分，或以患者出现不适症状为停止运动的指征。运动时间：30~40 分钟，包括准备运动时间 5~10 分钟，靶运动强度运动时间 20~30 分钟，放松运动时间 5~10 分钟。运动频率：3~5 次 / 周。

（刘　瑾）

第二节　冠心病患者的康复

实 训 指 导

【技能目标】

1. 学会冠心病的康复评定方法。

2. 学会冠心病的康复治疗分期及各期康复治疗方案的制定。

3. 学会冠心病的康复治疗方法。

【实训时间】

2 学时

【材料及设备】

材料：中文版的健康状况调查问卷（SF-36）和笔等。

仪器设备：活动平板、功率自行车、手摇车、必要的等长收缩运动器械；12 导联运动心电图仪、血压计等。

【实训方式】

1. 由教师复习冠心病的康复评定方法和康复治疗方法，做示范性评定、训练，指出评定、训练要点和技巧。

2. 学生分组，每两名学生为一组，对冠心病病例进行分析讨论，进行评定、训练，教师巡回查看，随时纠正实训过程中出现的各种错误。

3. 教师抽查 3~4 名学生的评定结果及训练方法，指导其他学生评议其评定结果、训练方法是否正确、内容有无遗漏。

【实训内容与方法】

（一）实训方法

1. 学生分组对提供的冠心病病例进行分析讨论。讨论内容：冠心病的功能障碍特点、康复评定和康复治疗方法、预测康复结局。

2. 制定康复治疗计划与方案。

3. 学生每 2 人一组，进行角色扮演，一人扮演患者，一人扮演治疗师，练习冠心病患者康复评定和康复治疗的方法。

（二）实训内容

1. 冠心病的康复功能评定

（1）心电运动试验

1）症状限制性运动试验：以运动诱发呼吸或循环不良的症状和体征、心电图异常及心血管运动反应异常作为运动终点的试验方法。

2）低水平运动试验：常以特定心率、血压和症状为终止指标。

3）常用试验方案：活动平板运动试验：最常用改良 Bruce 方案。

踏车试验：运动负荷：男性 300kg·m/min 起始，每 3 分钟增加 300kg·m/min；女性 200kg·m/min 起始，每 3 分钟增加 200kg·m/min。

手摇车试验：用于下肢功能障碍者。运动起始负荷 150~200kg·m/min，每级负荷增量 100~150kg·m/min，时间 3~6 分钟。

等长收缩试验：一般采用握力试验。常以最大收缩力的 30%~50% 作为运动强度，持续收缩 2~3 分钟。还可采用定滑车重量法，即通过一个滑轮将重力（重锤）引向患者的手或腿，受试者进行抗阻屈肘或伸膝，并始终保持关节角度不变。测试的重力负荷可以从 2.5kg 开始，每级持续 2~3 分钟,负荷增加 2.5kg,直至受试者不能继续保持关节角度为止。

(2) 生存质量评定:采用生存质量评定量表评定,如健康状况调查问卷(SF-36)。

2. 记录评定结果并进行分析。

3. 制定康复治疗目标。

4. 针对康复治疗分期制定康复治疗方案。

(1) Ⅰ期康复:①床上活动;②呼吸训练;③坐位训练;④步行训练;⑤保持大便通畅;⑥上楼;⑦心理康复与常识宣教等。

(2) Ⅱ期康复:散步、医疗体操、气功、家庭卫生、厨房活动、园艺活动、邻近区域购物等。

(3) Ⅲ期康复:有氧训练(制定有氧训练运动处方)、循环抗阻训练、柔韧性训练、医疗体操、作业训练、放松性训练、行为治疗、心理治疗等。

【注意事项】

1. 注意做好冠心病康复宣教工作。

2. 在对患者评定和治疗中注意作好解释工作以取得患者的配合。

3. 在评定和治疗操作中注意安全。

4. 注意心理康复,消除患者的顾虑。

学 习 指 导

一、选择题

A1 型题

1. 冠心病分期及各期康复治疗的目标以下**错误**的是(　　)

　A. 急性心肌梗死 2 周以内康复目标:达到低水平运动试验阴性

　B. 急性心肌梗死后 5~6 周,病后 3 个月内要保持适当的体力活动,逐步适应家庭活动

　C. 病后数月到生命结束。康复目标:以有氧运动训练为主,通过训练提高人体的运动能力

　D. 急性心肌梗死后 5~6 周,病后 3 个月内要保持适当的体力活动,逐步适应家庭活动,恢复发病前的生活和工作

　E. 病后数月到生命结束。康复目标:以有氧运动训练为主,提高人体的运动能力。同时,降低冠心病的危险性,改善心理状态,恢复发病前的生活和工作

2. 冠心病的康复治疗的意义**不包括**(　　)

　A. 取得早出院、早复工　　　　　　　B. 改善心理障碍

　C. 不减少医疗费用　　　　　　　　　D. 降低冠心病的危险性

　E. 不增加 AMI 的死亡率和合并症

3. 冠心病患者应适当有氧健身活动,运动后避免即时热水浴或洗热水澡,应(　　)

　A. 至少要休息 10 分钟,水温不宜超过 40℃

　B. 至少要休息 15 分钟,水温不宜超过 40℃

　C. 至少要休息 15 分钟,水温不宜超过 35℃

　D. 至少要休息 10 分钟,水温不宜超过 35℃

　E. 以上都不对

4. 冠心病的康复教育以下**不正确**的是(　　)

　A. 控制体重　　　　　　　　　　　　B. 保持大便通畅

　C. 保持心情舒畅,乐观对待　　　　　D. 运动后可即时热水浴或洗热水澡

　E. 培养良好的饮食习惯,合理营养

5. Ⅲ期冠心病患者以(　　)训练为主

A. 耐力   B. 步行

C. 呼吸   D. ADL

E. 力量

6. 冠心病的 I 期康复（　　）可开始

  A. 发病即刻   B. 发病 2 周以后

  C. 病情稳定即刻   D. 病情稳定 2 周以后

  E. 病情稳定 1 个月以后

7. 冠心病恢复期康复训练最简便易行的方法是（　　）

  A. 跳绳   B. 行走

  C. 游泳   D. 骑自行车

  E. 跑步

8. 冠心病维持监护阶段的康复一般采用（　　）

  A. 间歇性运动形式   B. 连续性运动形式

  C. 以大运动量开始   D. 以大运动量结束

  E. 每次运动在 1 小时以上

9. 冠心病患者若诉锻炼中出现气促、眩晕症状时, 康复医师应将其运动量调整为（　　）

  A. 减少运动

  B. 停止运动

  C. 维持运动量数天, 再作观察

  D. 不用改变运动量

  E. 以上都不对

10. 40 岁以上冠心病患者为避免高危损伤性运动, **不宜**选择的运动是（　　）

  A. 步行   B. 骑车

  C. 游泳   D. 划船

  E. 跳绳

11. 冠心病适合的运动是（　　）

  A. 渐进抗阻训练   B. 哑铃

  C. 有氧运动   D. 跳绳

  E. 篮球

12. 冠心病患者运动治疗的绝对禁忌证为（　　）

  A. 运动时低血压

  B. 心动过速, >120 次 / 分

  C. 中度主动脉瓣狭窄, 压力阶差 2.7~6.7kPa（25~50mmHg）

  D. 安静时血压大于 26.7/14.7kPa（200/110mmHg）

  E. 高度房室传导阻滞

13. 冠心病早期康复标准**不包括**（　　）

  A. 无明显心绞痛   B. 安静心率小于 110 次 / 分

  C. 活动时 ST 段不超过 1mm   D. 血压基本正常

  E. 室早

14. 国际上将冠心病的康复治疗分为三期, 其中 II 期康复的时间约为（　　）

  A. 3~7 天   B. 1~2 周

  C. 3~4 周   D. 5~6 周

  E. 2~3 个月

15. 冠心病患者过分卧床休息**不会**导致（　　）

    A. 每搏量和心输出量降低，代偿性心率加快

    B. 心肌耗氧量相对减少

    C. 血流缓慢，血液黏滞性相对增加

    D. 运动耐力降低

    E. 通气及换气功能障碍

16. 冠心病Ⅲ期康复最常用的运动方式**不包括**（　　）

    A. 步行　　　　　　　　　　　　B. 登山

    C. 作业治疗　　　　　　　　　　D. 游泳

    E. 骑车

17. 冠心病Ⅰ期康复的目标**不包括**（　　）

    A. 按正常的节奏连续行走 100~200m 而无症状和体征

    B. 运动能力达到 2~3METs

    C. 理解冠心病危险因素及注意事项

    D. 恢复一般日常生活活动能力

    E. 心理上适应疾病的发作和处理生活中的相关问题

18. 冠心病患者的主要功能障碍**不包括**（　　）

    A. 心血管功能障碍　　　　　　　B. 呼吸功能障碍

    C. 全身运动耐力减退　　　　　　D. 行为障碍

    E. 认知障碍

A3 型题

（19~20 题共用题干）

患者，男，52 岁，诊断"急性心肌梗死"，现病情稳定，进行Ⅲ期康复。

19. 此期间全面康复方案最重要的核心是（　　）

    A. 有氧训练　　　　　　　　　　B. 作业训练

    C. 放松性训练　　　　　　　　　D. 行为治疗

    E. 心理治疗

20. 此期康复训练应注意事项，说法**错误**的是（　　）

    A. 避免竞技性运动

    B. 感冒低热不影响运动

    C. 注意周围环境因素对运动反应的影响

    D. 避免过度训练

    E. 定期修正运动处方

（21~23 题共用题干）

患者，男，52 岁，因"突发胸痛 3 小时"就诊。3 小时前无明显诱因出现心前区疼痛，性质为压榨性，向左肩放射，持续约 3 分钟自行缓解。初步诊断：冠状动脉粥样硬化性心脏病，心绞痛。

21. 确诊冠心病的金标准是（　　）

    A. 心电图　　　　　　　　　　　B. 胸部 X 线检查

    C. 冠状动脉造影　　　　　　　　D. 超声心动图

    E. 放射性核素检查

22. 冠心病运动治疗的禁忌证是（　　）

    A. 稳定性心绞痛　　　　　　　　B. 心动过速

    C. 偶发房性期前收缩　　　　　　D. Ⅲ度房室传导阻滞已安装起搏器

E. 频发室性期前收缩

23. 运动治疗对冠心病患者有许多积极的作用，在运动前需进行心肺功能评定，下述（　　　）评定对制订运动治疗处方意义不大

  A. 踏车运动试验　　　　　　　　　B. 活动平板运动试验

  C. 代谢当量测定　　　　　　　　　D. 肌力评定

  E. 主观用力程度（RPE）

X 型题

24. 冠心病患者过分卧床休息可能导致（　　　　　　）

  A. 回心血量增加，心脏前负荷增大

  B. 横膈活动降低，患者通气及换气功能障碍

  C. 胰岛素受体敏感性增加

  D. 血流速度减慢，血液黏滞性相对增加

  E. 心脏射血阻力降低

25. 冠心病的全面康复有（　　　　　　）

  A. 有氧训练　　　　　　　　　　　B. 循环抗阻训练

  C. 医疗体操　　　　　　　　　　　D. 作业训练

  E. 心理治疗

26. 急性心肌梗死早期运动试验的目的是（　　　　　　　　）

  A. 评估患者的心脏和体力的功能状态

  B. 指导康复治疗

  C. 提高患者康复的自信心

  D. 保证康复治疗的安全性

  E. 以上均对

27. 冠心病 I 期康复治疗方案包括（　　　　　　）

  A. 床上活动　　　　　　　　　　　B. 腹式呼吸训练

  C. 卧位大便　　　　　　　　　　　D. 心理康复与常识宣传

  E. 室内外散步

28. 冠心病康复治疗适应证（　　　　　　　）

  A. 急性期心肌梗死者　　　　　　　B. 因不稳定性心绞痛入院者

  C. 慢性缺血性心脏病者　　　　　　D. 冠状动脉搭桥术后

  E. 患者不能理解者

29. 冠心病自我监测的指标通常包括（　　　　　　）

  A. 脉搏　　　　　　　　　　　　　B. 代谢当量值

  C. 评定自我劳累程度　　　　　　　D. 血压

  E. 以上均是

30. 冠心病 III 期康复训练的基本原则是（　　　　　　）

  A. 个体化原则　　　　　　　　　　B. 循序渐进

  C. 持之以恒　　　　　　　　　　　D. 兴趣性原则

  E. 全面性

31. 冠心病患者主要功能障碍包括（　　　　　　）

  A. 心脏功能障碍　　　　　　　　　B. 呼吸功能障碍

  C. 代谢功能障碍　　　　　　　　　D. 心血管功能障碍

  E. 行为障碍

32. 冠心病Ⅱ期康复方案包括（　　　　　）

A. 室外散步　　　　　　　　B. 坐位训练

C. 家庭卫生　　　　　　　　D. 园艺活动

E. 心理康复

二、病例分析

患者男性，55 岁，胸骨后压榨性痛伴恶心、呕吐 2 小时。患者于 2 小时前搬重物时突然感到胸骨后疼痛，压榨性，有濒死感，休息与口含硝酸甘油均不能缓解，伴大汗、恶心，呕吐过两次，为胃内容物，二便正常。既往无高血压和心绞痛病史，无药物过敏史，吸烟 20 余年，每天 1 包。查体：T 36.8℃，P 100 次 / 分，R 20 次 / 分，BP 100/60mmHg。急性痛苦病容，平卧位，无皮疹和发绀，浅表淋巴结未触及，巩膜不黄，颈软，颈静脉无怒张，心界不大，心率 100 次 / 分，有期前收缩 5~6 次 / 分，心尖部有 S4，肺清无啰音，腹平软，肝脾未触及，下肢不肿。心电图示：STV1~5 升高，QRSV1~5 呈 Qr 型，T 波倒置和室性期前收缩。

1. 该患者属于康复分期的哪一期？

2. 请确定康复治疗目标，制定康复治疗方案。

【答案】

一、选择题

1. D	2. C	3. B	4. D	5. A	6. C	7. B	8. A	9. A	10. E
11. C	12. D	13. E	14. D	15. B	16. C	17. D	18. E	19. A	20. B
21. C	22. E	23. D		24. ABD		25. ABCDE		26. ABCDE	
27. ABD		28. ABCD		29. AC		30. ABCDE		31. ABCDE	
32. ACD									

二、病例分析

1. 该患者康复分期　根据提供的病史资料，该患者为：冠心病、急性前壁心肌梗死、室性期前收缩，因此患者属于冠心病Ⅰ期。

2. 确定康复治疗目标，制定康复治疗方案。

（1）康复治疗目标

1）低水平运动试验阴性，可以按正常节奏连续行走 100~200m 或上下 1~2 层楼而无症状和体征。

2）运动能力达到 2~3METs，能够适应家庭生活。

3）使患者理解冠心病的危险因素及注意事项，在心理上适应疾病的发作和处理生活中的相关问题。

（2）康复治疗方案：以循序渐进地增加活动量为原则，生命体征一旦稳定，无合并症时即可开始。康复治疗的基本原则是根据患者的自我感觉，尽量进行可以耐受的日常活动。

1）床上活动：活动一般从床上的肢体活动开始。

2）呼吸训练：主要指腹式呼吸。

3）坐位训练：坐位是重要的康复起始点，应该从第一天就开始。

4）步行训练：从床边站立开始，先克服直立性低血压。

5）大便：务必保持通畅。

6）上楼：一般每上一级台阶可以稍事休息，以保证没有任何症状。

7）心理康复与常识宣教。

（张绍岚）

第三节　慢性充血性心力衰竭患者的康复

实 训 指 导

【技能目标】

1. 学会 CHF 的康复评定方法。

2. 学会制定 CHF 患者的康复治疗方案。

【实训时间】

1 学时

【材料及设备】

材料：CHF 患者病例、检查报告等。

仪器设备：病床、椅子等。

【实训方式】

1. 由教师复习慢性心力衰竭分级、分期及 CHF 患者康复治疗方法等,演示 CHF 患者康复评定方法,并指出要点和注意事项。

2. 学生分组,每两名学生为一小组,对教师给出的 CHF 病例进行分析讨论,进行康复评定,对其进行分级、分期并制定出康复治疗方案,教师巡回查看,随时纠正实训过程中出现的各种错误。

3. 教师抽查 3~4 名学生的评定结果及康复治疗方案,指导其他学生评议其评定结果、训练方案科学与否、内容有无遗漏。

【实训内容与方法】

（一）实训方法

1. 学生分组对提供的 CHF 病例进行分析讨论。讨论内容：CHF 患者功能障碍有哪些、康复评定和康复治疗方法、预测康复结局。

2. 制定康复治疗计划与方案。

3. 学生每 2 人一组,进行角色扮演,一人扮演患者,一人扮演治疗师,练习 CHF 患者康复评定和指导 CHF 患者康复治疗的方法。

（二）实训内容

1. CHF 患者的康复功能评定　对患者进行呼吸气分析报告分析,并根据病例中其他检查报告将病例患者进行分级、分期及运动危险分层。

2. 记录评定结果并分析患者的主要功能障碍。

3. 制定康复治疗目标。

4. 针对康复治疗目标制定康复治疗方案。

（1）呼吸肌训练：①主动过度呼吸；②吸气阻力负荷呼吸。

（2）运动疗法：①运动处方制定（运动强度确定、运动方法选择、运动时间确定等）；②运动处方实施；③运动处方调整。

【注意事项及说明】

1. 在对患者评定和治疗中注意作好解释工作以取得患者的配合。

2. 严格掌握运动治疗的适应证和禁忌证,特别注意排除不稳定的心力衰竭患者。

3. 康复治疗的方案强调个体化,制定运动处方时应充分考虑 CHF 患者的心脏储备能力十分有限,避免加重心脏负担,造成心功能失代偿。

4. 训练应循序渐进,并考虑气温、适度、场地、衣着等因素对运动量的影响,避免在温度过冷或过热的场地训练。避免情绪性高的活动项目,如有一定竞赛性质的运动。

5. 运动时应有一定的医疗监护,出现疲劳、心悸、呼吸困难或其他任何不适,应暂停运动并查明原因。

6. 运动只能作为综合治疗的一部分,不应排斥其他治疗。

学习指导

一、选择题

A1 型题

1. 以下哪项**不是**引起心力衰竭的诱因( )
   A. 长时间卧床
   B. 剧烈运动
   C. 感染
   D. 输液过快
   E. 心律失常

2. 患者,女,76 岁,2 年前心肌梗死,经内科治疗缓解后出院,未进行系统康复治疗。一周前因着凉引发上呼吸道感染,经抗生素治疗效果不明显,昨起出现胸闷、呼吸苦难、心悸,入院体检口唇发绀、听诊双肺底湿啰音,该患者目前处于心力衰竭( )期
   A. A 期
   B. B 期
   C. C 期
   D. D 期
   E. 以上均可能

3. 2 题中患者可否进行康复治疗( )
   A. 可以
   B. 不可以
   C. 经家属签字同意可以
   D. 在心电监护下谨慎进行
   E. 根据心电运动试验结果谨慎进行

4. 患者,男,75 岁,冠心病病史 21 年,近期加重,穿衣、洗漱即可引起心悸、呼吸困难、心绞痛,该患者心功能分级是( )
   A. Ⅰ级
   B. Ⅱ级
   C. Ⅲ级
   D. Ⅳ级
   E. 以上都不对

5. 用于评价心脏储备功能和运动耐力的首选方法是( )
   A. 心电图检查
   B. 超声心动图检查
   C. 心电运动试验
   D. 呼吸气分析
   E. 以上都不是

6. 以下**不是**心力衰竭患者康复目的的是( )
   A. 降低安静时心率
   B. 改善体力活动能力
   C. 提高 VO_{2max}
   D. 治愈心脏疾病
   E. 提高生存质量

7. 患者,男,72 岁,心电运动试验 4METs,可以选择的运动是( )
   A. 中速步行(5.0km/h)
   B. 上楼梯
   C. 下楼梯
   D. 中速
   E. 游泳

8. 为确保安全,慢性心力衰竭患者运动治疗的起始阶段每次运动的时间应控制在( )
   A. 5 分钟内
   B. 5~10 分钟
   C. 20~30 分钟
   D. 30 分钟以上
   E. 1 小时以上

9. 患者,女,52岁,心功能Ⅲ级,应为其选择代谢当量水平为( )的运动

    A. ≥10   B. ≥7

    C. 5~7   D. 2~5

    E. <2

10. 心力衰竭患者应给予( )

    A. 流质饮食   B. 半流质饮食

    C. 低盐低脂饮食   D. 富含纤维素饮食

    E. 高蛋白饮食

11. 有氧运动可以作为CHF患者的( )

    A. 一级预防   B. 二级预防

    C. 三级预防   D. 禁忌活动

    E. 以上都不对

二、病例分析

女性患者,35岁,因发热、呼吸急促、心悸2周入院。患者7岁时因咽喉肿痛而行扁桃体摘除术,16岁因膝关节肿痛、发热住院治疗,诊断为:风湿性关节炎,经系统抗风湿治疗后痊愈。4年前,患者开始出现劳动时自觉心慌、气促,近半年来此症状加重,同时出现下肢水肿。入院体检:P:132次/分,呼吸32次/分,血压110/80mmHg,口唇青紫,半卧位,颈静脉怒张,心界向两侧扩大,心尖区可闻及Ⅲ~Ⅳ双期杂音,肺动脉第2心音亢进,两肺满布湿啰音,腹部膨隆,有移动性浊音,肝脏肋下3cm,脾脏肋下1.5cm,下肢明显凹陷性水肿。实验室检查:红细胞:3.0×10^{12}/L,白细胞:1.5×10^9/L,中性粒细胞:90%,淋巴细胞:10%,尿量每日300~500ml,有少量蛋白和红细胞,尿胆原(++)。入院后给予强心、利尿、抗感染治疗,现生命体征平稳,进食、穿衣、洗漱不引起不适,上楼、家务劳动时偶有心慌、气喘等不适。

1. 制定康复治疗方案前,该患者还需要进行哪些评定?

2. 根据美国纽约心脏病学会(NYHA)提出的分级,目前患者的心功能分级?

3. 根据患者心功能状态,为其制定一份运动处方。

【答案】

一、选择题

1. A   2. C   3. B   4. C   5. C   6. D   7. A   8. B   9. D   10. C

11. B

二、病例分析

1. 答:心电运动试验、呼吸功能评定。

2. 答:目前患者心功能Ⅰ级。

3. 答:运动方式:中速走。运动强度:运动时心率控制在111次/分,或以患者出现不适症状为停止运动的指征。运动时间:20~30分钟,包括准备运动时间5~10分钟,靶运动强度运动时间10~20分钟,放松运动时间5~10分钟。运动频率:1次/日。

(刘 瑾)

第四节　慢性阻塞性肺疾病患者的康复

实 训 指 导

【技能目标】

1. 学会慢性阻塞性肺疾病的运动能力评定。

2. 学会慢性阻塞性肺疾病的康复治疗方法。

【实训时间】

1学时

【材料及设备】

材料：自认疲劳程度RPE。

仪器设备：皮尺、秒表、手指血氧仪、沙袋、枕头、椅子（带靠背）、听诊器、血压仪等。

【实训方式】

1. 由教师做示范性评定、训练，指出评定、训练要点和技巧。

2. 学生分组，每2~3名学生为一小组，进行评定、训练，教师巡回查看，随时纠正实训过程中出现的各种错误。

3. 教师抽查3~4名学生的评定结果及训练方法，指导其他学生评议其评定结果、训练方法是否正确、内容有无遗漏。

【实训内容与方法】

（一）实训方法

1. 学生分组对提供的慢性阻塞性肺疾病病例进行分析讨论。讨论内容：慢性阻塞性肺疾病功能障碍特点、康复评定和康复治疗方法、预测康复结局。

2. 制定康复治疗计划与方案。

3. 学生每2人一组，进行角色扮演，一人扮演患者，一人扮演治疗师，练习慢性阻塞性肺疾病患者康复评定和康复治疗的方法。

（二）实训内容

1. 慢性阻塞性肺疾病的康复评定　包括肺部听诊、运动能力的评定等。

2. 记录评定结果并进行分析。

3. 制定康复治疗目标。

4. 制定康复治疗方案。

（1）呼吸训练：建立腹式呼吸模式。

（2）排痰训练：①体位引流；②手法排痰；③咳嗽训练；④主动呼吸循环技术；⑤物理因子治疗。

（3）运动训练：①下肢运动训练；②上肢运动训练；③柔韧性和牵拉（伸展）运动；④呼吸肌训练；⑤平衡训练。

【注意事项及说明】

1. 注意做好常识宣教。

2. 在对患者评定和治疗中注意作好解释工作以取得患者的配合。

3. 在评定和治疗操作中注意安全。

4. 注意心理康复，消除患者的顾虑。

学 习 指 导

一、选择题

A1 型题

1. 患者平地步行无气短,速度较快或登楼、上坡时自觉有气短,根据 COPD 患者日常生活能力评定,应为（　　）

    A. 0 级
        B. 1 级

    C. 2 级
        D. 3 级

    E. 4 级

2. 为了加强 COPD 患者的腹式呼吸,常采用一些特殊的方法,以下（　　）措施**不能**达到这个目的

    A. 双手置上腹部法
        B. 两手分置胸腹法

    C. 抬臀呼气法
        D. 下腹部沙袋加压法

    E. 下胸季肋部布带束胸法

3. 对于慢性阻塞性肺疾病患者来说,肺康复计划必须（　　）

    A. 下肢肌力训练
        B. 下肢耐力训练

    C. 上肢肌力训练
        D. 上肢耐力训练

    E. 柔韧性、牵拉（伸展）运动

B1 型题

（4~6 题共用备选答案）

    A. 缩唇呼气法
        B. 胸廓扩张运动

    C. 震颤
        D. 腹肌训练

    E. 体位引流

4. 以上属于主动呼吸循环技术的是（　　）

5. 以上属于呼吸训练的是（　　）

6. 以上属于手法排痰方法的是（　　）

A3 型题

（7~8 题共用题干）

患者,女,61 岁,被诊断为慢性阻塞性肺病。她的肺功能检测结果示 FEV_1/FVC 为 65.2%, FEV_1 占预计值的 52%。患者在平地步行时无气短症状,但速度较快或在登楼、上坡时自觉气短。

7. 根据肺功能检测结果,其 COPD 临床严重程度应为（　　）

    A. 0 级
        B. Ⅰ级

    C. Ⅱ级
        D. Ⅲ级

    E. Ⅳ级

8. 根据 COPD 患者日常生活能力评定,其评定结果为（　　）

    A. 1 级
        B. 2 级

    C. 3 级
        D. 4 级

    E. 5 级

X 型题

9. 对 COPD 患者来讲,一份安全的运动训练处方应该包括（　　）

    A. 准备活动
        B. 训练性活动

    C. 放松活动
        D. 被动关节活动

E. 主动关节活动

10. COPD 康复评定内容包括（　　　　　　）

　　A. 呼吸功能评估　　　　　　　　B. 运动能力评定

　　C. 日常工作能力评定　　　　　　D. 心理状态评估

　　E. 生活质量评估

二、病例分析

　　患者赵××，女，58 岁，退休工人，患有中度到重度的慢性阻塞性肺病，伴有骨质疏松。能独自完成基本的日常生活活动，但需坐着洗澡，持重物行走和上坡及上楼梯时自觉费力。吸烟 40 年，已戒烟 6 个月，常用的药物包括布地奈德气雾剂（普米克）和硫酸沙丁胺醇气雾剂（万托林）。患者希望能改善体能从而可以每天带着狗散步 30 分钟和每星期照顾小孙子。

　　患者体重为 56kg，身高 152cm，体重指数是 24.2。肺功能检测结果示：FEV_1/ FVC 为 57%（0.89/1.55），FEV_1 预计值是 43%。静止心率是每分钟 78 次，静止血氧饱和度是 96%。在两次 6 分钟步行测试中也没有休息，她的最远步行距离是 456m，步行后，血氧饱和度是 94%。而她感到非常严重的气促（气短指数 7 分）。

　　请问：

　　1. 对该患者，您会设定怎样的运动方案？

　　2. 如对该患者进行步行训练，您设定的步行时间是几分钟？步行距离为几米？

【答案】

一、选择题

1. C　　2. D　　3. B　　4. B　　5. A　　6. C　　7. C　　8. B　　9. ABC

10. ABCDE

二、病例分析

　　1. 答：开始训练时可进行上肢耐力运动，上、下肢肌力训练，15 分钟步行，或 15 分钟骑功率自行车。

　　2. 答：开始可进行 15 分钟步行训练，在一周内逐步增加到 20 分钟。15 分钟的步行距离是 912m［（456/6×15）×80%］。

（陶　萍）

第五节　糖尿病患者的康复

实 训 指 导

【技能目标】

1. 学会糖尿病的生理功能评定。

2. 学会糖尿病的运动耐力评估。

3. 学会糖尿病的康复治疗方法。

【实训时间】

1 学时

【材料及设备】

材料：糖尿病生化检查报告单、自认疲劳程度 RPE。

仪器设备：棉签、音叉、皮尺、秒表、血压仪、运动平板或功率自行车等。

【实训方式】

1. 由教师做示范性评定、训练,指出评定、训练要点和技巧。

2. 学生分组,每 2~3 名学生为一小组,进行评定、训练,教师巡回查看,随时纠正实训过程中出现的各种错误。

3. 教师抽查 3~4 名学生的评定结果及训练方法,指导其他学生评议其评定结果、训练方法是否正确、内容有无遗漏。

【实训内容与方法】

(一)实训方法

1. 学生分组对提供的糖尿病病例进行分析讨论。讨论内容:糖尿病功能障碍特点、康复评定和康复治疗方法、预测康复结局。

2. 制定康复治疗计划与方案。

3. 学生每 2 人一组,进行角色扮演,一人扮演患者,一人扮演治疗师,练习糖尿病患者康复评定和康复治疗的方法。

(二)实训内容

1. 糖尿病的生理功能评定 通过对糖尿病患者生化检查报告单的分析了解患者的肝肾功能及血糖控制情况,对患者进行神经系统、足及运动能力的评估。

2. 记录评定结果并进行分析。

3. 制定康复治疗目标。

4. 制定康复治疗方案。

(1)饮食疗法。

(2)运动治疗:①运动方式;②运动强度;③运动时间;④运动频率。

(3)糖尿病足康复治疗:①按摩治疗;②运动治疗;③正负压治疗;④感染溃烂创口和坏疽的处理;⑤糖尿病足的预防。

【注意事项及说明】

1. 注意做好常识宣教。

2. 在对患者评定和治疗中注意作好解释工作以取得患者的配合。

3. 在评定和治疗操作中注意安全。

4. 注意心理康复,消除患者的顾虑。

学 习 指 导

一、选择题

A1 型题

1. 糖尿病患者比较合理的饮食结构中碳水化合物、脂肪量、蛋白质量占全天总热量的比值为(   )

    A. 55%,30%,15%　　　　　　　　B. 65%,20%,15%

    C. 50%,30%,20%　　　　　　　　D. 50%,25%,25%

    E. 55%,20%,25%

2. 2 型糖尿病患者运动疗法的适宜运动强度为(   )

    A. 高强度　　　　　　　　　　　　B. 中高强度

    C. 中低强度　　　　　　　　　　　D. 低强度

    E. 任何强度

3. 合适的运动量应为(   )

    A. 心率在运动后 5 分钟内恢复到运动前水平

B. 心率在运动后 5~10 分钟恢复到运动前水平

　　C. 心率在运动后 10~15 分钟恢复到运动前水平

　　D. 心率在运动后 10~20 分钟恢复到运动前水平

　　E. 心率在运动后 15~20 分钟恢复到运动前水平

B1 型题

（4~6 题共用备选答案）

　　A. 15%　　　　　　　　　　　　　B. 25%

　　C. 30%　　　　　　　　　　　　　D. 45%~55%

　　E. 50%~60%

4. 糖尿病患者碳水化合物的摄入量占总热量的比值应为（　　　）

5. 糖尿病患者脂肪量一般不超过全天总热量的（　　　）

6. 糖尿病患者蛋白质的摄入量约占总热量的（　　　）

A3 型题

（7~9 题共用题干）

　　患者，女，56 岁，有糖尿病史 5 年，未按医嘱使用降糖药物及定期监测血糖，自行服用中药。现左侧足跟有一直径 3cm 的溃疡，深达肌肉，表面可见脓血性分泌物。

7. 若要检测患者血糖，（　　　）检查可反映患者最近一段时间内的血糖水平

　　A. 空腹血糖测定　　　　　　　　　B. 口服葡萄糖耐量试验

　　C. 糖化血红蛋白测定　　　　　　　D. 尿糖测定

　　E. 餐后血糖测定

8. 若经医生诊断，此患者为"2 型糖尿病"，则该患者目前能采用的康复运动方式为（　　　）

　　A. 慢走　　　　　　　　　　　　　B. 跑步

　　C. 游泳　　　　　　　　　　　　　D. 手摇功率车

　　E. 体操

9. 目前最适合该患者的物理疗法为（　　　）

　　A. 按摩手法　　　　　　　　　　　B. 中频电疗

　　C. 紫外线　　　　　　　　　　　　D. 红外线

　　E. 气血循环仪

X 型题

10. 糖尿病饮食疗法原则有（　　　）

　　A. 充足的食物纤维素

　　B. 保持有规律的饮食时间

　　C. 合理搭配三大营养素

　　D. 蛋白质的摄入应占总热量 20% 以上

　　E. 严格控制每日总热量

11. 糖尿病运动疗法的适应证包括（　　　）

　　A. 糖尿病足

　　B. 轻度 2 型糖尿病患者

　　C. 中度 2 型糖尿病患者

　　D. 肥胖型 2 型糖尿病患者

　　E. 稳定型的 1 型糖尿病患者，病情得到较好的控制后

12. 糖尿病康复治疗的目标有（　　　）

　　A. 清除高血糖等代谢紊乱所引起的各种症状

B. 保证育龄期妇女的正常生育

C. 保证儿童、青少年患者的正常生长发育

D. 改善糖尿病患者的生活质量

E. 防治各种并发症的发生和发展,减少致残率和病死率

二、病例分析

患者张××,男,65 岁,新诊断为糖尿病,空腹血糖在 6.5~7.5mmol/L,餐后血糖在 13.0~13.5mmol/L。

查体:一般情况可,身高 160cm,体重 70kg,血压 130/85mmHg,心肺查体阴性。既往体健,喜暴饮暴食。家族中母亲是糖尿病患者。

1. 该患者属于 1 型还是 2 型糖尿病?

2. 请为该患者选择合适的康复治疗方法?具体方案如何?

【答案】

一、选择题

1. A　　2. C　　3. B　　4. E　　5. C　　6. A　　7. C　　8. D　　9. C

10. ABCE　　　11. BCDE　　　12. ABCDE

二、病例分析

1. 答:2 型糖尿病。

2. 答:饮食疗法结合运动治疗。

饮食疗法:采用饮食限制疗法,每日总热量控制在 1800kcal(1kcal=4.184kJ),同时注意三大营养素的热量分配(碳水化合物 50%~60%,脂肪量 30%,蛋白质 15%)。

运动疗法:可选择低强度的有氧运动如步行、功率自行车等,运动时心率控制在 120 次 / 分钟以内,同时应注意观察有无不适症状或体征,运动时间在 30~40 分钟,每周运动 3~4 次或每天 1 次。

（陶　萍）

第六节　肥胖症患者的康复

实 训 指 导

【技能目标】

1. 学会肥胖症体重指数的评定。

2. 学会肥胖症的康复治疗方法。

【实训时间】

1 学时

【材料及设备】

材料:食物热量表。

仪器设备:体重计、身高测量仪。

【实训方式】

1. 由教师做示范性评定、训练,指出评定、训练要点和技巧。

2. 学生分组,每 2~3 名学生为一小组,进行评定、训练,教师巡回查看,随时纠正实训过程中出现的各种错误。

3. 教师抽查 3~4 名学生的评定结果及训练方法,指导其他学生评议其评定结果、训练方法

是否正确、内容有无遗漏。

【实训内容与方法】

（一）实训方法

1. 学生分组对提供的肥胖症病例进行分析讨论。讨论内容：肥胖症继发功能障碍、康复评定和康复治疗方法。

2. 制定康复治疗计划与方案。

（二）实训内容

1. 肥胖症体重指数的评定。

2. 记录评定结果并进行划分。

3. 制定康复治疗目标。

4. 制定康复治疗方案。

（1）饮食治疗：①饮食限制疗法；②低热量饮食疗法；③超低热量饮食疗法；④绝食疗法。要求为患者制定一周食谱。

（2）运动治疗：①运动方式；②运动强度；③运动时间；④运动频率。要求为患者制定具体的运动治疗方案。

【注意事项及说明】

1. 注意做好常识宣教。

2. 在对患者评定和治疗中注意作好解释工作以取得患者的配合。

3. 在评定和治疗操作中注意安全。

4. 注意心理康复，消除患者的顾虑。

学 习 指 导

一、选择题

A1 型题

1. 体重指数（BMI）的计算公式为（　　　）

　　A. BMI＝身高（m）/[体重（kg）]^2

　　B. BMI＝体重（kg）/[身高（m）]^2

　　C. BMI＝身高（m）^{2}/[体重（kg）]

　　D. BMI＝体重（kg）^{2}/[身高（m）]

　　E. BMI＝身高（m）^{2}/[体重（kg）]^2

2. 下列**不属于**皮脂测定方法的是（　　　）

　　A. 密度测定法　　　　　　　　　　B. 皮褶厚度测量法

　　C. 双能 X 线吸收法　　　　　　　 D. 腰臀比

　　E. 生物电阻测量法

3. 对成年肥胖患者而言，每周减少体重最佳为多少 kg（　　　）

　　A. 0.5　　　　　　　　　　　　　 B. 0.6

　　C. 0.8　　　　　　　　　　　　　 D. 1.0

　　E. 1.2

4. 中度肥胖症患者应碳水化合物占膳食总能量的多少为宜（　　　）

　　A. 10%　　　　　　　　　　　　　B. 20%

　　C. 30%　　　　　　　　　　　　　D. 40%

　　E. 50%

B1 型题

（5~6 题共用备选答案）

A. 110~150 次/分 　　　　　B. 105~145 次/分

C. 105~140 次/分 　　　　　D. 100~140 次/分

E. 100~130 次/分

对肥胖症患者而言，运动治疗时应自测心率

5. 30~40 岁者，运动心率应控制在（　　　）

6. 50~60 岁者，运动心率应控制在（　　　）

A3 型题

（7~9 题共用题干）

患者，男，42 岁，身高 160cm，体重 80kg。

7. 该患者的 BMI 值约为（　　　）

A. 29 　　　　　　　　　　B. 30

C. 31 　　　　　　　　　　D. 32

E. 33

8. 该患者的减肥方案应按下列哪个方案进行（　　　）

A. 运动疗法 　　　　　　　B. 饮食疗法

C. 运动疗法和饮食疗法相结合 　　D. 药物疗法

E. 针灸疗法

9. 该患者在运动时的靶心率应为（　　　）

A. 110~150 次/分 　　　　　B. 105~145 次/分

C. 100~140 次/分 　　　　　D. 100~130 次/分

E. 100~120 次/分

X 型题

10. 肥胖症康复治疗原则有（　　　）

A. 控制饮食，减少能量物质的摄入 　　B. 运动锻炼

C. 吸脂手术 　　　　　　　D. 纠正不良饮食行为

E. 配合药物

11. 饮食限制疗法适合于（　　　）

A. 中度肥胖者 　　　　　　B. 超重患者

C. 轻度肥胖者 　　　　　　D. 重度肥胖者

E. 各种类型的肥胖者

二、病例分析

患者，张××，男性，35 岁，办公室文员，身高 176cm，体重 92kg，既往体健。

1. 请为该患者推荐合适的饮食治疗方法。

2. 若该患者想通过运动增强减肥效果，请为他制定合适的运动处方。

【答案】

一、选择题

1. B 　2.D 　3. A 　4. B 　5. A 　6. D 　7. C 　8. C 　9. B

10. ABDE 　　11. BC

二、病例分析

1. 答：饮食限制疗法。

2. 答：运动方式：游泳或自行车。运动强度：运动时心率控制在 111~148 次 / 分，或以患者出现不适症状为停止运动的指征。运动时间：30~60 分钟，包括准备运动时间 5~10 分钟，靶运动强度运动时间 20~40 分钟，放松运动时间 5~10 分钟。运动频率：1 次 / 天。

（陶 萍）

第五章

儿童疾病的康复

第一节　脑性瘫痪儿童的康复

实 训 指 导

【技能目标】

1. 学会脑性瘫痪儿童的运动功能评定方法和神经发育综合评定方法。

2. 学会脑性瘫痪儿童的康复治疗方法。

【实训时间】

4学时

【材料及设备】

材料：体积不同的儿童玩具若干、70cm左右长布娃娃，脑瘫儿童粗大运动功能评估量表、肌张力评定分类表、改良 Ashworth 分级量表，笔、纸等。

仪器设备：PT床、皮尺、三角尺、量角器、叩诊锤、平衡板、Bobath 球、站立架、平行杆、助行器。

【实训方式】

1. 由教师带同学复习脑瘫儿童粗大运动功能评估量表、肌张力评定分类表、改良 Ashworth 分级量表，做示范性评定、训练，指出评定、训练要点和技巧。

2. 学生分组，每两名学生为一小组，对脑性瘫痪病例进行分析讨论，进行评定、训练，教师巡回查看，随时纠正实训过程中出现的各种错误。

3. 教师抽查3~4名学生的评定结果及训练方法，指导其他学生评议其评定结果、训练方法是否正确、内容有无遗漏。

【实训内容与方法】

（一）实训方法

1. 学生分组对提供的脑性瘫痪病例进行分析讨论。讨论内容：脑性瘫痪分型、康复评定和康复治疗方法、预测康复结局。

2. 制定康复治疗计划与方案。

3. 学生每2人一组，进行角色扮演，一人扮演患者，一人扮演治疗师，练习脑瘫患儿康复评定和康复治疗的方法。

（二）实训内容

1. 脑性瘫痪的康复功能评定

（1）运动功能评定方法：包括对儿童粗大运动功能、肌力、肌张力、关节活动度的评定，掌握患儿的运动功能情况。

（2）神经发育综合评定方法：包括对脊髓水平、脑干水平、中脑及大脑皮质水平反射的评定，掌握神经发育情况。

2. 记录评定结果并进行分析。

3. 制定康复治疗目标。

4. 针对患儿情况制定康复治疗方案。

（1）控制关键点：①头部关键点的控制；②肩胛带及上肢关键点的控制；③躯干（脊柱）关键点的控制；④骨盆带及下肢关键点的控制。

（2）头部控制训练。

（3）翻身活动训练。

（4）坐位平衡训练。

（5）爬行训练。

（6）站立训练。

（7）行走训练：①平行杠中训练；②学步车练习。

【注意事项及说明】

1. 注意做好宣教。

2. 在对患儿评定和治疗中，注意做好沟通工作以取得患儿和家长的配合。

3. 在评定和治疗操作中注意安全。

4. 注意心理康复，消除患儿和家长的顾虑。

学 习 指 导

一、选择题

A1 型题

1. 脑性瘫痪中最常见的是（　　）类型

    A. 痉挛型　　　　　　　　　　　　B. 共济失调型

    C. 手足徐动型　　　　　　　　　　D. 混合型

    E. 肌张力低下型

2. 小儿脑性瘫痪语言障碍最常见（　　）

    A. 语言发育迟缓　　　　　　　　　B. 构音障碍

    C. 运动性失语症　　　　　　　　　D. 感觉性失语症

    E. 语言失用症

3. 主要损伤部位为小脑，表现以平衡功能障碍为主的脑性瘫痪类型是（　　）

    A. 痉挛型　　　　　　　　　　　　B. 不随意运动型

    C. 共济失调型　　　　　　　　　　D. 强直型

    E. 肌张力低下型

4. 小儿能控制头的时间是（　　）

    A. 3~4 个月　　　　　　　　　　　B. 4~5 个月

    C. 6 个月　　　　　　　　　　　　D. 8 个月

    E. 10 个月

5. 脑性瘫痪儿童功能评定中，相对**不重要**的项目是（　　）

    A. 关节活动范围　　　　　　　　　B. 肌力检查

    C. 日常生活能力评定　　　　　　　D. 智力测定

    E. 语言功能评定

6. 6 个月婴幼儿，足月产，出生体重 3600g，生后 Apgar 评分 1 分钟为 5 分，现不会翻身，不会坐，易向后倒。体格检查：可注视，眼追物差，双手不能伸出，躯体伸肌及四肢肌张力高，腱反射亢进，巴宾斯基征阳性，非对称性颈紧张反射阳性。最可能的诊断是（　　）

A. 痉挛型脑性瘫痪　　　　　　　　B. 脊髓灰质炎后遗症

C. 痴呆　　　　　　　　　　　　　D. 多发性神经根炎

E. 遗传代谢病

7. 脑性瘫痪的病因按脑损伤和脑发育缺陷的时间可划分为出生前、围生期和出生后三个阶段。以下属于出生前因素的是（　　　）

A. 吸入性肺炎　　　　　　　　　　B. 出生体重 2000g

C. 窒息　　　　　　　　　　　　　D. 染色体异常

E. 缺血缺氧性脑病

B1 型题

（8~10 题共用备选答案）

A. 反射性抑制异常姿势和运动，促进正确的运动模式

B. 反射性腹爬和反射性翻身

C. 集团指导疗法

D. 整合身体各部位感觉信息

E. 解除四肢、躯干的过度紧张，异常姿势就会消失

8. 引导式教育（　　　）

9. Bobath 疗法（　　　）

10. Vojta 疗法（　　　）

A3 型题

（11~13 题共用题干）

患儿，男，5 个月，生后 Apgar 3 分，现头不稳，抬头无力，对光、声反应尚可，围颈征阴性，内收肌角（髋外展角）90°，原始反射正常，腱反射活跃。

11. 最可能的诊断是（　　　）

A. 肌张力低下型脑性瘫痪

B. 正常儿

C. 脑性瘫痪高危儿（可疑脑性瘫痪）

D. 脊髓灰质炎后遗症

E. 先天性肌迟缓症

12. 功能评定可选择（　　　）

A. Weber 量表

B. 儿童 FIM 量表

C. Fugl-Meyer 量表

D. Gesell 量表

E. 大体运动功能量表（GMFM）

13. 目前最需要的治疗是（　　　）

A. 脑细胞营养药　　　　　　　　　B. 头部磁疗

C. 早期干预，功能训练　　　　　　D. 引导式教育

E. 高压氧疗

X 型题

14. 脑性瘫痪分型有（　　　）

A. 痉挛型　　　　　　　　　　　　B. 震颤型

C. 舞蹈动作型　　　　　　　　　　D. 共济失调型

E. 弛缓型

二、病例分析

患儿，男，3岁，因不能独立步行入院。患儿为第一胎第一产，孕29周早产，出生时体重1.6kg，有产后窒息史。患儿出生后运动、智力发育与同龄儿童相比滞后。入院时能独坐，不能独站，辅助下可以行走，但呈"剪刀步态"，双膝屈曲，双足跟不能着地。体格检查：一般情况良好，双手精细动作稍差，徒手肌力5级，肌张力正常；双下肢内收肌肌张力3级，关节活动度差，外展受限。辅助检查：头颅MRI示：①胼胝体发育不良伴多微脑回畸形；②脑白质发育不良。脑电图：广泛轻度异常。

1. 该患儿诊断为脑性瘫痪哪种类型？依据是什么？

2. 简答该患儿康复治疗目标有哪些？

【答案】

一、选择题

1. A　　2. A　　3. C　　4. A　　5. B　　6. A　　7. D　　8. C　　9. A　　10. B

11. C　　12. D　　13. C　　14. ADE

二、病例分析

1. 答：该患儿诊断为痉挛型脑性瘫痪。依据是患儿有早产、出生时低体重和产后窒息史；3岁不能独站，双下肢内收肌肌张力3级，外展受限，辅助行走呈"剪刀步态"，双足跟不能着地。

2. 答：（1）减轻痉挛，特别是降低内收肌的肌张力。

（2）阻止异常的姿势和运动。

（3）促进总体模式的分离。

（4）尽量避免诱发ATNR等反射活动，特别是头持续地转向一侧。

（5）应用反射性抑制技术（RIP技术）。

（6）预防肢体畸形。

（吴江玲）

第二节　脊髓灰质炎后遗症康复

实 训 指 导

【技能目标】

1. 学会脊髓灰质炎后遗症的功能评定方法，包括肌力、关节活动度、骨骼发育、步态等。

2. 学会脊髓灰质炎后遗症的常规康复治疗方法。

【实训时间】

2学时

【材料及设备】

材料：生活用品若干；记录表和笔、纸等。

仪器设备：皮尺、三角尺、量角器、秒表，肌力训练设备、步态训练设备等。

【实训方式】

1. 由教师复习脊髓灰质炎后遗症功能障碍及评定内容与方法，做示范性评定、训练，指出评定、训练要点和技巧。

2. 学生分组，每两名学生为一小组，对脊髓灰质炎后遗症病例进行分析讨论，进行评定、训练，教师巡回查看，随时纠正实训过程中出现的各种错误。

3. 教师抽查 3~4 名学生的评定结果及训练方法,指导其他学生评议其评定结果、训练方法是否正确、内容有无遗漏。

【实训内容与方法】

(一)实训方法

1. 学生分组对提供的脊髓灰质炎后遗症病例进行分析讨论。讨论内容:脊髓灰质炎后遗症功能障碍特点、康复评定和康复治疗方法、预测康复结局。

2. 制定康复治疗计划与方案。

3. 学生每 2 人一组,进行角色扮演,一人扮演患者,一人扮演治疗师,练习脊髓灰质炎后遗症患者康复评定和康复治疗的方法。

(二)实训内容

1. 脊髓灰质炎后遗症的康复功能评定　采用徒手肌力评定法评估肢体及躯干肌群肌力、肌张力以及肌肉萎缩程度;测量各主要关节活动范围、肢体长度、脊柱侧弯程度;评估步态情况。

2. 记录评定结果并进行分析。

3. 制定康复治疗目标。

4. 制定个体化的康复治疗方案。

【注意事项及说明】

1. 注意做好常识宣教。

2. 在对患者评定和治疗中注意作好解释工作以取得患者的配合。

3. 在评定和治疗操作中注意安全。

4. 注意患者心理问题,消除患者的顾虑。

学 习 指 导

一、选择题

A1 型题

1. 脊髓灰质炎病毒主要侵犯(　　　)

    A. 神经节　　　　　　　　　　　　B. 脊髓前角运动神经细胞

    C. 脊髓后角　　　　　　　　　　　　D. 运动神经纤维

    E. 感觉神经纤维

2. 脊髓灰质炎病毒感染以造成(　　　)为最多见

    A. 痉挛性瘫痪　　　　　　　　　　　B. 感觉丧失

    C. 交感神经功能丧失　　　　　　　　D. 迟缓性瘫痪

    E. 副交感神经功能丧失

3. 脊髓灰质炎病毒感染好发于(　　　)

    A. 老年人　　　　　　　　　　　　　B. 孕妇

    C. 青壮年　　　　　　　　　　　　　D. 婴幼儿

    E. 男性

4. 脊髓灰质炎后综合征的发生率为(　　　)

    A. 5%~10%　　　　　　　　　　　　B. 25%~60%

    C. 70%~80%　　　　　　　　　　　　D. 1%~5%

    E. <1%

5. 脊髓灰质炎后遗症的肌力训练的重点是(　　　)

    A. MMT 为 0 级的肌肉　　　　　　　　B. MMT 为 1 级的肌肉

C. MMT 为 0~1 级的肌肉 　　　　　D. MMT 为 2 级的肌肉

E. MMT 为 3 级以上的肌肉

6. 下列治疗**不适用**于脊髓灰质炎后遗症患者的是（　　　）

A. 用矫形器 　　　　　　　　　　B. 肌力训练

C. 使用辅助具 　　　　　　　　　D. 手术矫治

E. 肉毒毒素阻滞

X 型题

7. 脊髓灰质炎病毒感染引起的瘫痪类型包括（　　　）

A. 脊髓型瘫痪 　　　　　　　　　B. 延髓型瘫痪

C. 脑型瘫痪 　　　　　　　　　　D. 截瘫

E. 偏侧瘫痪

8. 脊髓灰质炎后遗症的瘫痪特点是（　　　）

A. 受累肌群不对称 　　　　　　　B. 无肌肉萎缩

C. 受累肌群分布不规则 　　　　　D. 可累及任何肌群

E. 常见肌张力增高

9. 脊髓灰质炎后遗症可造成（　　　）

A. 胸廓畸形 　　　　　　　　　　B. 脊柱侧弯

C. 呼吸功能减退 　　　　　　　　D. 高弓足

E. 全身耐力降低

10. 脊髓灰质炎后遗症的肌肉训练原则包括（　　　）

A. 肌力和肌肉耐力训练同步进行

B. 运动强度不宜过大

C. 重点训练的肌肉是产生功能动作的关键肌

D. 肌力 <2 级的肌肉要重点训练

E. 下肢肌肉经训练肌力提高不能达到 3 级以上者是训练的重点

11. 矫形器对脊髓灰质炎后遗症患者的治疗作用包括（　　　）

A. 支撑作用 　　　　　　　　　　B. 矫形作用

C. 固定关节作用 　　　　　　　　D. 抗挛缩作用

E. 抗痉挛作用

12. 出现下列哪些情况要考虑排除脊髓灰质炎后综合征（　　　）

A. 进行性肌无力、乏力 　　　　　B. 进行性关节和肌肉功能障碍

C. 进行性疼痛 　　　　　　　　　D. 发热

E. 肌电图检查见大量自发电位

二、病例分析

一名 3 岁患儿确诊为脊髓灰质炎后遗症,主要表现为左下肢踝背伸不能;右下肢伸膝无力,不能单腿站立;坐位时躯干不稳,行走时左足下垂。徒手肌力检查示:屈髋:左侧 4 级,右侧 5 级;伸髋:左侧 3 级,右侧 4 级;髋外展:左侧 2 级,右侧 3 级;伸膝:左侧 3 级,右侧 2 级;屈膝:左侧 4 级,右侧 4 级;踝背伸:左侧 1 级,右侧 2 级;踝跖屈:左侧 4 级,右侧 4 级。

1. 查体可能出现的阳性体征（　　　）

A. 双侧巴氏征阳性 　　　　　　　B. 左踝反射亢进

C. 右膝反射亢进 　　　　　　　　D. 双侧踝阵挛阴性

E. 双下肢肌张力增高

2. 瘫痪类型属于（　　　）

A. 脊髓型瘫痪　　　　　　　　　B. 延髓型瘫痪

C. 脑型瘫痪　　　　　　　　　　D. 痉挛性瘫痪

E. 截瘫

3. 该患者的康复治疗**不包括**（　　　）

A. 肌力训练　　　　　　　　　　B. 矫形器

C. 关节保护　　　　　　　　　　D. 关节牵张

E. Bobath 技术

4. 若患者未接受系统的康复治疗，请推测20年后**不可能**出现的功能障碍是（　　　）

A. 大小便失禁　　　　　　　　　B. 脊柱侧弯

C. 膝踝关节畸形　　　　　　　　D. 双下肢不等长

E. 心肺功能减退

5. 该患儿可选择（　　　）矫形器

A. 左 KAFO，右 AFO　　　　　　B. 左 AFO，右 KAFO

C. 双侧 AFO　　　　　　　　　　D. 双侧 KAFO

E. 以上均不对

6. 关于躯干康复治疗**错误**的是（　　　）

A. 竖脊肌肌力训练　　　　　　　B. 矫形器支撑

C. 腹肌肌力训练　　　　　　　　D. 躯干肌耐力训练

E. 以上均不对

7. 15年后，该患者再次就诊，发现两侧肩不在同一水平，背靠墙面时一侧肩胛骨可紧贴墙面，而另一侧不能靠近墙面，提示（　　　）

A. 肩关节半脱位　　　　　　　　B. 脊柱侧弯伴旋转畸形

C. 肩带肌肉萎缩　　　　　　　　D. 两侧下肢不等长

E. 肩关节畸形

【答案】

一、选择题

1. B　　2. D　　3. D　　4. B　　5. D　　6. E　　7. ABC　　8. ACD　　9. ABCDE

10. ABC　　　　11. ABCD　　　　12. ABCE

二、病例分析

1. D　　2. A　　3. E　　4. A　　5. B　　6. E　　7. B

（王红星）

第三节　儿童发育、精神与行为障碍的康复

实 训 指 导

【技能目标】

1. 学会儿童发育、精神与行为障碍的评定方法。

2. 学会儿童发育、精神与行为障碍的常用康复治疗方法。

【实训时间】

1学时

【材料及设备】

材料：Conners 儿童行为评定量表、儿童孤独症评定量表、韦克斯勒儿童智力量表，笔、纸等。

仪器设备：感统训练设备、图片、拼图、玩具等。

【实训方式】

1. 由教师带同学复习 Conners 儿童行为评定量表、儿童孤独症评定量表、韦克斯勒儿童智力量表，做示范性评定、训练，指出评定、训练要点和技巧。

2. 学生分组，每两名学生为一小组，对孤独症病例进行分析讨论，进行评定、训练，教师巡回查看，随时纠正实训过程中出现的各种错误。

3. 教师抽查 2 名学生的评定结果及训练方法，指导其他学生评议其评定结果、训练方法是否正确、内容有无遗漏。

【实训内容与方法】

（一）实训方法

1. 学生分组对提供的儿童注意缺陷多动障碍、孤独症或智力低下病例进行分析讨论。讨论内容：儿童注意缺陷多动障碍、孤独症或智力低下康复评定和康复治疗方法、预测康复结局。

2. 制定康复治疗计划与方案。

3. 学生每 2 人一组，进行角色扮演，一人扮演患者，一人扮演治疗师，练习儿童注意缺陷多动障碍、孤独症或智力低下患儿康复评定和康复治疗的方法。

（二）实训内容

1. 康复功能评定　Conners 儿童行为评定量表、儿童孤独症评定量表、韦克斯勒儿童智力量表。

2. 记录评定结果并进行分析。

3. 制定康复治疗目标。

4. 针对患儿情况制定康复治疗方案

（1）儿童注意缺陷多动障碍：①行为矫正治疗；②学习技能训练；③感统训练。

（2）孤独症：①语言康复治疗；②社会交往能力训练。

（3）智力低下：①感统训练；②语言交往能力训练。

【注意事项及说明】

1. 注意做好宣教。

2. 在对患儿评定和治疗中，注意做好沟通工作以取得患儿和家长的配合。

3. 在评定和治疗操作中注意安全。

4. 注意心理康复，消除患儿和家长的顾虑。

学 习 指 导

一、单选题

A1 型题

1. 注意缺陷多动障碍患儿核心症状为（　　　）

　　A. 活动过度、注意力集中困难、情绪不稳和冲动任性

　　B. 学习障碍

　　C. 对立违抗障碍

　　D. 焦虑障碍

　　E. 品行障碍

2. 下列（　　　）**不属于**注意缺陷多动障碍患儿临床表现

    A. 注意力集中困难　　　　　　　　B. 持续时间短暂

    C. 活动过度　　　　　　　　　　　D. 社会交往障碍

    E. 冲动

3. 儿童注意缺陷多动障碍评定量表使用最广泛的是（　　　）

    A. Conners 评定量表

    B. ADHD 评定量表

    C. 家庭场合问卷

    D. 儿童活动水平评定量表

    E. 格赛尔发育量表

4. 孤独症行为最为明显的阶段是（　　　）

    A. 2~5 岁　　　　　　　　　　　　B. 5~6 岁

    C. 2 岁以下　　　　　　　　　　　D. 7 岁

    E. 12 岁

5. 孤独症的核心症状是（　　　）

    A. 社会交往障碍　　　　　　　　　B. 语言发育障碍

    C. 兴趣和行为异常　　　　　　　　D. 智力和认知功能障碍

    E. 感知觉障碍

6. "岛状"成熟现象是下列哪种疾病（　　　）

    A. 脑瘫　　　　　　　　　　　　　B. 孤独症

    C. 痴呆　　　　　　　　　　　　　D. 注意缺陷多动障碍

    E. 21- 三体综合征

7. 中度智力低下 IQ 为（　　　）

    A. 50~70　　　　　　　　　　　　B. 20~34

    C. 10~19　　　　　　　　　　　　D. 35~49

    E. 71~80

8. 儿童孤独症患儿临床表现**不包括**（　　　）

    A. 社会交往障碍　　　　　　　　　B. 言语发育障碍

    C. 兴趣范围狭窄　　　　　　　　　D. 刻板重复行为

    E. 冲动

9. 下列哪项属于智力低下儿童的一级预防（　　　）

    A. 新生儿代谢疾病筛查　　　　　　B. 早期干预和刺激

    C. 健康检查　　　　　　　　　　　D. 传染病免疫接种

    E. 羊水检查

二、病例分析

    患儿，男，4 岁，因言语减少，唤名无反应，兴趣减少半年入院。患儿为第一胎第一产，足月顺产，出生时体重 3.2kg。两岁时会说"爸爸、妈妈、妈妈抱"等，但近半年不爱说话，叫他名字时没有反应，好像没听见；对大人的话似乎不理解，也不能区分亲人和陌生人；兴趣减少，只对食物感兴趣，听到自己喜爱的食物名称时马上做出反应；不会用言语表达个人的欲望和需求。体格检查和辅助检查无明显异常。

    1. 该患儿诊断为什么疾病？

    2. 该患儿康复目标是什么？

    3. 该患儿康复治疗方法有哪些？

【答案】

一、单选题

　　1. A　　2. D　　3. A　　4. A　　5. A　　6. B　　7. D　　8. E　　9. D

二、病例分析

　　1. 答：该患儿诊断为孤独症。

　　2. 答：该患儿康复目标是：

　　（1）提高生活自理能力。

　　（2）学习语言交流、促进社会交往。

　　（3）矫正异常行为。

　　（4）提高自我生存和发展的能力。

　　3. 答：该患儿康复治疗方法包括：

　　（1）语言康复治疗：①图片交换沟通系统；②音乐治疗；③自发语言训练。

　　（2）智力开发。

　　（3）行为治疗：通过行为干预来增强学习的效果，消除不良行为。

　　（4）社会交往能力训练：在家庭开展、由父母操作、不受地点与设备的局限，父母与孩子的各项互动能够促进患儿的交流能力，特别是能显著提高患儿的情感交流能力。

　　（5）日常生活技能训练：①确定目标行为；②选择初始行为；③选择适当的强化物；④设计塑造步骤；⑤把握塑造进度。

　　（6）中医传统康复治疗：包括中药治疗、针灸治疗、穴位注射治疗和推拿治疗等。

（吴江玲）

第四节　儿童进行性肌营养不良的康复

实 训 指 导

【技能目标】

1. 学会儿童进行性肌营养不良的康复评定方法。

2. 学会儿童进行性肌营养不良的康复治疗方法。

【实训时间】

1 学时

【材料及设备】

材料：生活用品若干；肌营养不良下肢功能障碍评定量表和笔、纸等。

仪器设备：皮尺、三角尺、量角器、秒表等。

【实训方式】

1. 导入典型病例，由教师做示范性评定、训练，指出评定、训练要点和注意事项。

2. 学生分组，每两名学生为一小组，对儿童进行性肌营养不良的病例进行分析讨论，进行评定、训练，教师巡回查看，指导学生，随时纠正实训过程中出现的各种错误。

3. 教师抽查 3~4 名学生的评定结果及训练方法，指导其他学生评议其评定结果、训练方法是否正确、内容有无遗漏。

【实训内容与方法】

（一）实训方法

1. 学生分组对提供的儿童进行性肌营养不良病例进行分析讨论。讨论内容：假肥大性肌营养不良患儿的功能障碍特点、康复评定和康复治疗方法。

2. 制定康复治疗计划与方案。

3. 学生每 2 人一组，进行角色扮演，一人扮演患者，一人扮演治疗师，练习假肥大性肌营养不良患儿康复评定和康复治疗的方法。

（二）实训内容

1. 进行性肌营养不良患儿的康复功能评定

（1）肌力检查：徒手肌力检查。

（2）关节活动度检查：①髋关节屈曲挛缩；②阔筋膜张肌挛缩；③膝关节屈曲挛缩角度；④踝关节跖屈挛缩；⑤肘关节屈曲挛缩。

（3）功能检查：主要指假肥大型肌营养不良下肢功能障碍的分级（Vignos）。

（4）ADL 能力评价。

（5）呼吸功能评定。

2. 记录评定结果并进行分析。

3. 制定康复治疗目标。

4. 针对康复治疗分期制定康复治疗方案。

（1）牵伸各关节：①髋关节（屈肌群、阔筋膜张肌、股直肌的伸展）；②膝关节（股二头肌的伸展）；③踝关节（腓肠肌的伸展）；④肩关节（肩胛带及肩关节周围肌群的伸展）；⑤肘关节（肱二头肌及上臂肌群的伸展）；⑥腕关节（手指、腕关节及手指肌群的伸展）；⑦躯干。

（2）肌力增强训练：可进行起立、行走训练、蹲起、上下楼梯等项目的运动训练。不能行走期做床上动作，如肢体的基本姿势转换，翻身、坐起、四足跪爬、蹭爬等爬行训练，及肢体的伸展屈曲，举肩展臂，脊柱的运动等。

（3）物理因子疗法：红外线疗法、神经肌肉电刺激疗法、干扰电疗法、超短波疗法、超声波疗法、石蜡疗法。

（4）矫形器的使用：①下肢矫形器（金属支条式膝踝足矫形器、塑料和金属支条混合型膝踝足矫形器）；②脊柱矫形器。

（5）呼吸功能训练：临床上根据患者的状态选择不同的训练方法。具体方法有：①深呼吸训练；②排痰训练；③徒手胸廓扩张法（肋骨扭转手法、躯干扭转手法、背部过伸展手法、徒手胸廓压迫法、舌咽呼吸法、人工呼吸器的应用）。

（6）其他：作业治疗、心理康复、教育康复、家庭护理。

【注意事项及说明】

1. 实训前必须预习，操作要规范、准确、牢记动作要领。

2. 在对患儿评定和治疗中注意作好解释工作以取得患儿及其家属的配合。

3. 在评定和治疗操作中注意安全。

4. 注意心理康复，消除患者的顾虑。

学 习 指 导

一、选择题

A1 型题

1. 进行性肌营养不良的康复目的**不包括**（　　　）

　　A. 维持和改善肌力　　　　　　　　B. 防止出现肌肉坏死

　　C. 维持和改善正常的姿势　　　　　D. 维持和改善运动功能

　　E. 维持关节功能

2. 对进行性肌营养不良患儿用矫形器治疗，**不是**其作用的是（　　　）

A. 预防关节挛缩
B. 弥补肌肉动力学上的不平衡
C. 维持躯干的稳定性
D. 维持和支持获得步行能力
E. 维持呼吸功能

3. 关于进行性肌营养不良，下述（   ）是**不正确**的

A. 假肥大型肌营养不良男女患病机会均等

B. Duchenne 型肌营养不良大多伴有心肌损害

C. 面肩肱型肌营养不良多以面肌无力萎缩起病

D. 肢带型肌营养不良多属常染色体隐性遗传

E. 眼咽型肌营养不良多属常染色体显性遗传

B1 型题

（4~5 题共用备选答案）

A. 注意缺陷多动障碍
B. 智力低下
C. 孤独症
D. 脑性瘫痪
E. 进行性肌营养不良

4. 以运动发育落后和姿势异常为主要表现的是（   ）

5. 原发性肌肉变性病，临床特征为缓慢进行性加重的对称性肌无力、肌萎缩的是（   ）

A3 型题

（6~8 题共用题干）

患儿，男，10 岁。因 4 年前开始的全身无力，步态不稳，进行性加重而就诊。主诉：患儿为第 1 胎第 1 产，胎生期和围生期无异常，1 岁半开始学会步行。6 岁左右开始无原因的出现全身无力，走路不稳，并逐渐加重，至今能自坐位站起，但已不能自己上楼梯，目前仍在家长照料下坚持上学。检查所见：患儿步入病室，意识清晰，对周围反应灵敏，可正确回答问题。患儿消瘦，心肺正常，可见翼状肩胛，腰椎前凸，腓肠肌肥大。

6. 根据 Vignos 的分级，患儿目前下肢功能障碍处于（   ）

A. 2 级
B. 3 级
C. 4 级
D. 5 级
E. 6 级

7. 根据患者目前功能状态，**不正确**的康复处理措施是（   ）

A. 肢体被动运动
B. 使用长腿支具辅助步行
C. 维持和改善肌力
D. 教会患者进行心理调适，保持良好心境
E. 电刺激辅助治疗

8. 患者的步态应为（   ）

A. 剪刀步
B. 共济失调步态
C. 鸭步
D. 跨阈步态
E. 仰胸挺腰凸腹

二、病例分析

患儿，男，10 岁，因 4 年前开始的全身无力，步态不稳，进行性加重而就诊。主诉：患儿是第 1 胎第 1 产，胎生期和围生期无异常，1 岁半会开始步行。未患过其他疾病，于 6 岁开始无原因地出现全身无力，走路不稳，并逐渐加重，至今已经不能自己上楼梯，但目前仍在家长照料下坚持上学。

检查所见：患儿自己步入病室，意识清晰，对周围反应灵敏，可正确回答问题。患儿消瘦，心肺正常，可见翼状肩胛，腰椎前弯和腓肠肌的假性肥大，Gower 征阳性，步行时呈鸭样步行，腱反射消失。

1. 什么叫进行性肌营养不良？其中 DMD 型患儿的主要功能障碍是什么？
2. 进行性肌营养不良患儿康复处理原则及具体的康复治疗方法有哪些？
3. 假肥大型肌营养不良晚期使用人工呼吸机维持呼吸时可应用哪些设备？

【答案】

一、选择题

1. B　　2. E　　3. A　　4. D　　5. E　　6. C　　7. B　　8. C

二、病例分析

1. 答：儿童进行性肌营养不良为一大类与遗传因素相关的、原发的肌肉变性疾病，临床以缓慢进行性加重的肌肉无力与萎缩为特征，可累及肢体和头面部肌肉，少数可累及心肌。主要功能障碍包括：肌力低下与关节挛缩变形、起立与行走障碍、床上动作障碍、ADL 障碍、呼吸功能障碍、心脏功能障碍等。

2. 答：进行性肌营养不良的康复处理包括：恢复与重建运动功能；矫正和改善肢体挛缩和变形；维持其现有的动作能力及 ADL 能力，延缓活动受限进行性发展；积极使用支具及辅助具，防止功能进一步丧失；对住宅和生活环境进行改造以适应患儿居住；维持和改善心肺功能以延长生命；给患儿心理上的援助；同时对教育、职业等方面受到制约者，也要给予一定的援助。

具体的康复治疗方法包括：牵伸各关节周围肌群、肌力增强训练、物理因子疗法、呼吸功能训练、作业治疗、心理康复、教育康复、家庭护理。

3. 答：间歇正压人工呼吸、体外式负压人工呼吸装置（塑料筒式通气器、胸腹式护甲通气器）、间歇性腹部加压呼吸器、气管内插管等。

（孟晓旭）

第六章

恶性肿瘤患者的康复

实 训 指 导

【技能目标】

1. 学会恶性肿瘤的常用康复评定方法。

2. 学会常见恶性肿瘤术后的康复治疗。

【实训时间】

2 学时

【材料及设备】

材料：汉密尔顿抑郁量表、汉密尔顿焦虑量表、艾森克人格问卷、目测类比测痛标尺（VAS）、McGill 疼痛问卷、Barthel 指数、功能独立性评测（FIM 量表）、Karnofsky 患者活动状况评定量表及 Raven 生活质量分级量表等。

仪器设备：经皮电神经刺激疗法（TENS）、皮尺、三角尺、量角器、秒表、关节活动训练器、肩梯、PT 床等。

【实训方式】

1. 由教师复习常见恶性肿瘤的康复评定方法和康复治疗方法，做示范性评定、训练，指出评定、训练要点和技巧。

2. 学生分组，每两名学生为一组，对常见恶性肿瘤病例进行分析讨论，进行评定、训练，教师巡回查看，随时纠正实训过程中出现的各种错误。

3. 教师抽查 3～4 名学生的评定结果及训练方法，指导其他学生评议其评定结果、训练方法是否正确、内容有无遗漏。

【实训内容与方法】

（一）实训方法

1. 学生分组对提供的常见恶性肿瘤病例进行分析讨论。讨论内容：常见恶性肿瘤的功能障碍特点、康复评定和康复治疗方法、预测康复结局。

2. 制定康复治疗计划与方案。

3. 学生每 2 人一组，进行角色扮演，一人扮演患者，一人扮演治疗师，练习恶性肿瘤患者康复评定和康复治疗的方法。

（二）实训内容

1. 恶性肿瘤的康复功能评定

（1）心理评定

1）恶性肿瘤患者的心理反应：恶性肿瘤患者通常要经过否认期、愤恨期、妥协期、抑郁期和接受期 5 个阶段。

2）心理评定方法：常采用汉密尔顿抑郁量表、汉密尔顿焦虑量表和艾森克人格问卷。

（2）疼痛评定：采用目测类比测痛法（VAS）、McGill 疼痛问卷法；根据患者应用镇痛药物的种类和方式,将疼痛分为 0~4 级五级。

（3）躯体功能评定：如关节活动度评定、肌力评定、步行能力评定、肢体围度测量、骨折等；中枢神经功能、周围神经功能、心肺功能等评定。躯体功能评定的原则和方法与一般伤病的功能评定相同。

（4）活动功能评定：日常生活活动能力评定可采用 Barthel 指数、功能独立性评测（FIM 量表）等方法评定；Karnofsky 患者活动状况评定。

（5）生存质量评定：采用 Raven 生活质量分级，也可生存质量评定量表评定，如健康状况调查问卷（SF-36）。

2. 记录评定结果并进行分析。

3. 制定康复治疗目标。

4. 制定康复治疗方案

（1）心理康复：针对处于不同阶段患者的心理特点进行有针对性的心理干预。

（2）躯体康复：推荐低强度有氧运动，以增强肌力，保持或改善关节活动范围，提高心肺功能与耐力。患者可进行适合自己体力的运动和功能锻炼。

（3）疼痛康复：药物治疗、物理治疗（热敷、冷敷、经皮电神经刺激疗法等）、放射治疗、神经阻断等。

（4）康复教育。

【注意事项】

1. 注意做好常识宣教。

2. 在对患者评定和治疗中注意作好解释工作以取得患者的配合。

3. 在评定和治疗操作中注意安全。

4. 注意心理康复,消除患者的顾虑。

学 习 指 导

一、选择题

A1 型题

1. 关于恶性肿瘤康复治疗和临床治疗的关系,下列说法**错误**的是（　　）

　　A. 两者的目的有相同之处　　　　　　B. 两者采用的措施可以是相同的

　　C. 两者不能截然分开　　　　　　　　D. 临床治疗后才考虑康复治疗

　　E. 临床治疗本身可以起到心理康复作用

2. 晚期恶性肿瘤患者姑息治疗的主要目的是（　　）

　　A. 尽可能缓解肿瘤　　　　　　　　　B. 减轻症状,维持或改善患者生活质量

　　C. 节省经费　　　　　　　　　　　　D. 放弃抗肿瘤治疗

　　E. 延长患者的生存时间

3. 恶性肿瘤综合治疗的定义是（　　）

　　A. 只要机体状况良好,应以手术治疗为主,辅以其他治疗

　　B. 如机体可承受应手术、化学治疗、放射治疗联合进行

　　C. 综合治疗是各种非手术治疗方法的有机合理应用

　　D. 是全身与局部治疗手段相结合的方法

　　E. 根据机体情况、肿瘤病理类型等,有计划合理应用各种治疗手段

4. 对于恶性肿瘤患者的全身活动功能评定,Karnofsky 患者活动状况评定分级标准**不**使用（　　）作为评分依据

　　A. 患者能否自理生活　　　　　　　　B. 患者是否需要他人照顾

C. 患者能否进行正常生活　　　　　　　D. 患者能否工作

E. 患者疼痛程度

5. 以下（　　　）**不符合**恶性肿瘤疼痛药物治疗的合理剂量原则

A. 避免耐药性和成瘾性的发生　　　　　B. 避免毒性副作用

C. 以需要为基础,临时给药　　　　　　D. 从小剂量开始,逐步加量

E. 维持血液中药物的有效药物

6. 肿瘤的局部表现**不包括**（　　　）

A. 肿块　　　　　　　　　　　　　　　B. 出血

C. 疼痛　　　　　　　　　　　　　　　D. 淋巴结肿大

E. 消瘦

7. 在恶性肿瘤疼痛的物理治疗方法中,（　　　）**禁用**

A. 冷敷　　　　　　　　　　　　　　　B. 肿瘤局部强电流刺激

C. 毫米波　　　　　　　　　　　　　　D. 热敷

E. 经皮神经肌肉电刺激

8. 下列关于恶性肿瘤恢复期康复原则,**错误**的是（　　　）

A. 定期复查　　　　　　　　　　　　　B. 小强度、短时间的耐力运动

C. 合理的均衡营养　　　　　　　　　　D. 绝对卧床

E. 职业前培训,回归社会

9. 恶性肿瘤患者心理反应**不经历**以下哪个阶段（　　　）

A. 愤恨期　　　　　　　　　　　　　　B. 抑郁期

C. 否认期　　　　　　　　　　　　　　D. 沉默期

E. 接受期

10. 乳腺癌根治术后应在（　　　）开始肩的被动活动

A. 术后一个月　　　　　　　　　　　　B. 术后一周

C. 术后第5～6天　　　　　　　　　　　D. 术后第3～4天

E. 术后第1～2天

11. 肺癌术后呼吸训练方法**不正确**的是（　　　）

A. 腹式呼吸训练　　　　　　　　　　　B. 胸式呼吸训练

C. 拍打叩击　　　　　　　　　　　　　D. 抗阻腹式呼吸

E. 呼吸体操

12. 乳腺癌康复的评定内容**不包括**（　　　）

A. ADL 评定　　　　　　　　　　　　　B. 心理评定

C. 呼吸功能评定　　　　　　　　　　　D. 经济评定

E. 肩关节活动度评定

13. 乳腺癌术后肩关节功能训练**不正确**的是（　　　）

A. 术侧上肢置于功能位　　　　　　　　B. PNF

C. 肌肉等长收缩　　　　　　　　　　　D. 术侧上肢钟摆样运动

E. 护枕

B1 型题

（14～16题共用备选答案）

A. 非甾体类消炎镇痛药　　　　　　　　B. 弱阿片类（可待因、芬太尼）

C. 强麻醉性镇痛药（吗啡、哌替啶）　　D. 三环类抗抑郁药

E. 苯二氮䓬类

14. 治疗恶性肿瘤早期轻度疼痛有较好的镇痛效果的药物是（　　）

15. 治疗恶性肿瘤晚期顽固性疼痛的药物（　　）

16. 恶性肿瘤患者服用非甾体类消炎镇痛药止痛效果不好时,应选用（　　）

（17～19 题共用备选答案）

  A. 0.3kg   B. 0.5kg

  C. 1.0kg   D. 1.5kg

  E. 2.0kg

17. 乳腺癌根治术后出院前可做的活动负荷为（　　）

18. 乳腺癌根治术后出院回家后的最初 2 周可做的活动负荷为（　　）

19. 乳腺癌根治术后回家 1 个月时可做的活动负荷为（　　）

（20～21 题共用备选答案）

  A. 音色较好,声时短,连贯性较好

  B. 音色较好,声时短,连贯性较差

  C. 音色较好,声时长,连贯性较差

  D. 音色较差,声时短,连贯性较差

  E. 音色较差,声时长,连贯性较好

20. 全喉切除术后,采用食管言语,其发声特点（　　）

21. 全喉切除术后,采用人工发声装置,其发声特点（　　）

A3 型题

（22～23 题共用题干）

  患者,女,70 岁,因左肺癌术后 1 年,腰痛 1 个月入院。查体第 4、5 腰椎压痛。查全身骨扫描结果为左肺癌术后,腰椎多发转移。现患者疼痛较剧烈,曾于当地医院就诊,口服布洛芬以及曲马多止痛治疗,效果欠佳。入院后予以口服硫酸吗啡控释片（美施康定）治疗,疼痛控制理想。

22. 根据应用镇痛剂的种类和方法,该患者癌痛属于（　　）级

  A. 4   B. 3

  C. 2   D. 1

  E. 0

23. 对于该患者癌症疼痛的康复治疗,除药物治疗外,配合以下（　　）方法既能达到较好的止痛效果,还能局部控制肿瘤进展

  A. 放射治疗   B. 化学治疗

  C. 物理治疗   D. 生物治疗

  E. 介入治疗

二、病例分析

  患者,女性,70 岁,因左肺癌术后 1 年,腰痛 1 个月入院。查体第 4、5 腰椎压痛。查全身骨扫描结果为左肺癌术后,腰椎多发转移。现患者疼痛较剧烈,曾于当地医院就诊,口服布洛芬以及曲马多止痛治疗,效果欠佳。入院后予以口服硫酸吗啡控释片（美施康定）治疗,疼痛控制理想。

  1. 请制定该患者的康复目标。

  2. 如何制定康复治疗方案?

【答案】

一、选择题

1. D　　2. B　　3. E　　4. E　　5. C　　6. E　　7. B　　8. D　　9. D　　10. E

11. D　　12. D　　13. B　　14. A　　15. C　　16. B　　17. A　　18. C　　19. D　　20. B

21. E　　22. C　　23. A

二、病例分析

1. 该患者的康复目标　尽可能改善患者的一般情况,控制疼痛,预防或减轻继发性残疾和并发症的发生和发展,使患者得到精神上的支持和安慰。

2. 康复治疗方案

(1) 心理康复:给予心理支持和必要的镇痛知识宣教,去除患者对阿片类药物的恐惧心理及副作用的担心等。

(2) 疼痛康复:尽量减轻其疼痛的程度。可采用"三阶梯止痛"法、经皮电神经刺激疗法(TENS)、放射治疗等。

(3) 呼吸功能训练:对患者进行腹式呼吸、咳嗽、咳痰动作的训练,促进分泌物排出,防止肺部感染。

(刘红旗)

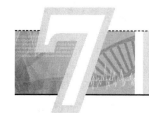

第七章

烧伤患者的康复

实 训 指 导

【技能目标】

1. 学会对烧伤患者的康复评定方法。

2. 学会烧伤患者的康复治疗分期及各期康复治疗方案的制定。

3. 学会烧伤患者的康复治疗方法。

【实训时间】

2 学时

【材料及设备】

材料：辅助用具、日常生活活动训练用具、作业治疗训练用品、弹力绷带、烧伤压力衣、Barthel 指数量表、"Micro-Tower"量表、汉密尔顿抑郁量表和焦虑自评量表等。

仪器设备：PT 床、常用的理疗仪器、常用运动训练器械（手功能训练器械，关节活动度训练器械、肋木、拉力器、跑步机、划船器、握力器、哑铃等）、矫形器、通用量角器等。

【实训方式】

1. 由教师复习烧伤患者的康复评定方法和康复治疗方法，做示范性评定、训练，指出评定、训练要点和技巧。

2. 学生分组，每两名学生为一小组，对烧伤病例进行分析讨论，进行评定、训练，教师巡回查看，随时纠正实训过程中出现的各种错误。

3. 教师抽查 3~4 名学生的评定结果及训练方法，指导其他学生评议其评定结果、训练方法是否正确、内容有无遗漏。

【实训内容与方法】

（一）实训方法

1. 学生分组对提供的烧伤后病例进行分析讨论。讨论内容：烧伤患者功能障碍特点、康复评定和康复治疗方法、预测康复结局。

2. 制定康复治疗计划与方案。

3. 学生每 2 人一组，进行角色扮演，一人扮演患者，一人扮演治疗师，练习烧伤患者康复评定和康复治疗的方法。

（二）实训内容

1. 烧伤患者的康复评定

（1）烧伤面积的评定：采用中国九分法和手掌法计算烧伤面积。

（2）烧伤深度的评定：采用三度四分法。

（3）烧伤严重程度的评定：按烧伤面积和烧伤深度二项指标，将烧伤分为轻度、中度、重度和特重。

（4）肥厚性瘢痕的评定：评定瘢痕的部位、大小、厚度、弹性、成熟程度及与周围组织（器官)的关系等。

（5）关节活动度的评定：对各主要关节的活动范围进行测量。

（6）日常生活活动能力评定：采用 Barthel 指数分级法。

（7）职业能力评定：采用"Micro-Tower"方法，即"微塔法"。

（8）心理功能评定：可使用国际通用的汉密尔顿抑郁量表和焦虑自评量表进行评定。

2. 烧伤患者的康复治疗

（1）康复治疗分期：可分为三个时期，即早期或急性期、制动期和后期（愈合成熟期）。

（2）康复治疗目标

（3）康复治疗方法

1）早期康复治疗：

理疗：常用的理疗方法有紫外线照射、红外线照射、电光浴、超短波、冷疗法、水疗、高压氧治疗等。

运动疗法：宜少量多次进行，常用被动关节活动、主动关节活动和助力关节活动、牵引等。

体位摆放：体位摆放的总原则就是采取伸展位，配合经常性的主动活动和定时的体位变换。体位摆放要根据患者的需要而个别拟定。

矫形器应用：在患者不能自觉地维持正确的功能体位时，矫形器是固定体位的有效措施。

心理康复。

2）制动期康复治疗：

体位摆放。

制动：制动植皮区域及其远端与近端的关节，制动期一般为 5～7 天。

理疗和运动疗法。

辅助用具：提供适应性辅助用具，以提高患者自我照顾的能力。

自我料理：鼓励患者独立完成洗头、洗漱、进食等自理性活动。

心理康复。

3）后期康复治疗：

压力治疗：主要有弹力绷带、烧伤压力衣等方法。每天除洗涤、进食、涂润滑剂外，必须持续加压治疗 23～24 小时，持续 6～18 个月，直至瘢痕成熟。

理疗：采用超声波、音频、直流电离子导入等理疗方法。

运动疗法：可采用徒手操和棍棒操、器械训练、被动关节活动、瘢痕牵张与按摩等方法。

作业疗法：进行日常生活活动能力训练、功能性作业疗法训练、工作能力的训练等。

康复宣教：对患者及家属进行康复宣教。

心理康复。

【注意事项】

1. 在对烧伤患者评定和治疗中注意作好解释工作以取得患者的配合。

2. 在评定和治疗操作中注意安全。

学 习 指 导

一、选择题

A1 型题

1. 烧伤的严重程度与影响预后的因素中最严重的是（　　）

    A. 烧伤的面积和深度　　　　　　　　B. 烧伤的部位

    C. 烧伤原因　　　　　　　　　　　　D. 有无合并症

    E. 患者体质状况

2. 目前公认的防治增生性瘢痕最有效的方法是（　　　）

    A. 红外线疗法　　　　　　　　　　　B. 10％碘化钾离子导入

    C. 加压疗法　　　　　　　　　　　　D. 超声波疗法

    E. 音频电疗

3. 关于肥厚性瘢痕的结局，**错误**的是（　　　）

    A. 只有治疗才能使其变薄、变软　　　B. 可能终身不缓解

    C. 可能自行缓解　　　　　　　　　　D. 可能部分缓解或完全消退

    E. 变化无一定规律

4. 使用加压疗法防治肥厚性瘢痕，**错误**的是（　　　）

    A. 持续施加大于 3.3kPa（25mmHg）的压力

    B. 使用压力套的时间标准为 23～24h/d

    C. 原则上是创面愈合后越早开始越好

    D. 戴面具一天不超过 20 小时

    E. 一直持续到瘢痕成熟

5. 针对烧伤早期的物理治疗**不宜**用（　　　）

    A. 水疗　　　　　　　　　　　　　　B. 电光浴

    C. 超短波　　　　　　　　　　　　　D. He-Ne 激光疗法

    E. 蜡疗

6. 烧伤后仅有表皮红、肿、痛，数日自愈，不留瘢痕者为（　　　）烧伤

    A. Ⅰ度　　　　　　　　　　　　　　B. 浅Ⅱ度

    C. 深Ⅱ度　　　　　　　　　　　　　D. Ⅲ度

    E. Ⅳ度

7. 下列对烧伤修复后期和康复期的运动治疗中，**错误**的是（　　　）

    A. 主要目的是保持关节活动度，保持肌肉力量和功能

    B. 治疗前进行温热疗法

    C. 对关节活动度低下者不用可动式夹板

    D. 关节松动术可改善关节活动度及止痛

    E. 肌力在 2～3 级时进行助力运动和主动运动

8. 深Ⅱ度烧伤是（　　　）

    A. 伤及角质层，表皮生发层健在

    B. 伤及真皮浅层，部分生发层健在

    C. 伤及真皮深层，部分皮肤附件健在

    D. 真皮全层全部损害

    E. 伤及皮肤全层达深筋膜

9. 烧伤后痛觉消失，创面呈焦痂，痂下水肿严重，留有瘢痕，为（　　　）

    A. Ⅰ度烧伤　　　　　　　　　　　　B. Ⅱ度烧伤

    C. 深Ⅱ度烧伤　　　　　　　　　　　D. Ⅲ度烧伤

    E. 以上都不是

10. 烧伤后体位固定的目的（　　　）

    A. 促进创面加快愈合　　　　　　　　B. 以保存功能、防止痉挛

    C. 防止瘢痕形成　　　　　　　　　　D. 促进焦痂形成

    E. 以上都不是

11. 治疗瘢痕的有效方法是（　　　）

A. 按摩
B. 被动牵伸
C. 加压疗法
D. 器械疗法
E. 作业疗法

12. "中国新九分法"中手掌面积约为体表面积的（　　）
   A. 1%
   B. 2%
   C. 3%
   D. 4%
   E. 5%

13. 对于常见的烧伤体位摆放叙述**不正确**的是（　　）
   A. 颈前烧伤，去枕保持头部后仰
   B. 腋部烧伤，上肢充分外展位
   C. 手背烧伤，腕关节摆于功能位
   D. 小腿伴踝部烧伤，踝关节保持中立位
   E. 大腿内侧烧伤，髋关节外展15°~30°位

14. 烧伤后皮肤出现红肿、水疱甚至脱皮、伤及真皮，3~4周愈合，残留瘢痕者为（　　）烧伤
   A. Ⅰ度
   B. 浅Ⅱ度
   C. 深Ⅱ度
   D. Ⅲ度
   E. 以上都是

15. 预防烧伤患者挛缩时，四肢关节用夹板固定原则上应固定于（　　）
   A. 对抗挛缩位
   B. 功能位
   C. 休息位
   D. 舒适位
   E. 抬高位

16. 烧伤常用部位夹板的一般疗程是（　　）
   A. 2~5个月
   B. 1~3个月
   C. 2~4个月
   D. 3~5个月
   E. 3~6个月

17. 烧伤面积及深度的评定"新九分法"腹部面积约为体表面积的（　　）
   A. 3%
   B. 2%
   C. 9%
   D. 4%
   E. 5%

18. 烧伤后48小时之内正确的体位摆放是（　　）
   A. 床头抬高30°
   B. 床头抬高50°
   C. 保持在功能位
   D. 平卧
   E. 侧卧

19. 手掌烧伤，手的全部关节都固定在（　　）
   A. 屈曲位
   B. 伸直位
   C. 背伸20°位
   D. 背伸10°位
   E. 背伸15°~30°位

20. 关于烧伤面积计算法，下列说法**错误**的是（　　）
   A. 头部占体表面积的9%
   B. 一侧上肢占9%
   C. 一侧下肢占15%
   D. 躯干前面占18%
   E. 躯干后面占18%

21. 用手掌法计算烧伤面积时，单掌面积为体表面积的（　　）

　　A. 0.5%　　　　　　　　　　　　　B. 1.0%

　　C. 1.5%　　　　　　　　　　　　　D. 2.0%

　　E. 3.0%

22. 烧伤后伤及全层皮肤,皮下脂肪、肌肉、骨骼为(　　　)烧伤

　　A. Ⅰ度　　　　　　　　　　　　　B. 浅Ⅱ度

　　C. 深Ⅱ度　　　　　　　　　　　　D. Ⅲ度

　　E. Ⅳ度

23. (　　)**不符合**烧伤早期创面治疗的目的

　　A. 预防和控制感染　　　　　　　　B. 促进肉芽生长

　　C. 促进上皮生长　　　　　　　　　D. 加速创面愈合

　　E. 软化瘢痕

24. 烧伤部位夹板固定一般疗程是(　　　　)

　　A. 3~6个月　　　　　　　　　　　B. 1~3个月

　　C. 2~4个月　　　　　　　　　　　D. 3~5个月

　　E. 2~5个月

25. "中国新九分法"中一侧上肢面积约为体表面积的(　　　　)

　　A. 5%　　　　　　　　　　　　　　B. 8%

　　C. 9%　　　　　　　　　　　　　　D. 15%

　　E. 18%

26. "中国新九分法"中一侧下肢面积约为体表面积的(　　　　)

　　A. 10%　　　　　　　　　　　　　　B. 18%

　　C. 20%　　　　　　　　　　　　　　D. 36%

　　E. 40%

27. "中国新九分法"中头和颈面积约为体表面积的(　　　　)

　　A. 5%　　　　　　　　　　　　　　B. 9%

　　C. 15%　　　　　　　　　　　　　　D. 18%

　　E. 20%

28. "中国新九分法"中躯干前面面积约为体表面积的(　　　　)

　　A. 10%　　　　　　　　　　　　　　B. 20%

　　C. 18%　　　　　　　　　　　　　　D. 36%

　　E. 40%

29. "中国新九分法"中会阴部面积约为体表面积的(　　　　)

　　A. 1%　　　　　　　　　　　　　　B. 2%

　　C. 3%　　　　　　　　　　　　　　D. 4%

　　E. 5%

30. 患者,男,18岁,左手深Ⅱ度烧伤,康复介入,正确的手部位夹板,指间关节、拇指应保持在(　　　)

　　A. 指间关节伸直位,拇指内收对掌位

　　B. 指间关节屈曲位,拇指外展对掌位

　　C. 指间关节伸直位,拇指外展对掌位

　　D. 指间关节伸直位,拇指伸直位

　　E. 指间关节伸直位,拇指外展屈曲位

31. 某患者因大面积烧伤后使用压力治疗,出院2个月后来院复诊,诉近来穿压力衣时感

111

胸闷等不适,应告知( )

　　A. 压力衣不适合家庭使用

　　B. 每天仅需穿 4~6 小时,以缓解胸闷不适感

　　C. 应检查这压力衣是否合适,因回家后该患者可能发胖

　　D. 很可能这压力衣太小,应在药店再买另一件

　　E. 确信这压力衣不舒服,但紧者有效

32. 某烧伤患者,Ⅱ~Ⅲ度总面积达 25%,其中Ⅱ度烧伤面积为 19%,其伤情属于( )

　　A. 轻度烧伤　　　　　　　　　　　　B. 中度烧伤

　　C. 重度烧伤　　　　　　　　　　　　D. 特重度烧伤

　　E. 以上都不是

33. 患者,男,30 岁,因事故被热气体烧伤躯干前面和双上肢,患处水疱较小,可见网状栓塞血管,微痛,感觉迟钝。其烧伤深度和面积为( )

　　A. Ⅲ度,31%　　　　　　　　　　　　B. 深Ⅱ度,30%

　　C. 浅Ⅱ度,30%　　　　　　　　　　　D. 深Ⅱ度,36%

　　E. 浅Ⅱ度,36%

34. 患者,男,30 岁,因事故被热气体烧伤躯干前面和双上肢,患处水疱较小,可见网状栓塞血管,微痛,感觉迟钝。紫外线照射的方法是( )

　　A. 多孔照射　　　　　　　　　　　　B. 中心重叠照射

　　C. 穴位照射　　　　　　　　　　　　D. 局部照射

　　E. 全身照射

B1 型题

(35~37 题共用备选答案)

　　A. 预防肥厚性瘢痕

　　B. 防止和减轻关节挛缩及关节活动障碍等后遗症发生

　　C. 促进烧伤创面的愈合

　　D. 心理治疗

　　E. 职业培训

35. 预防烧伤后肥厚性瘢痕的目的是( )

36. 烧伤创面愈合后,应尽快采取的康复治疗方法是( )

37. 调动患者的主观能动性,使其积极配合康复治疗要采用( )

X 型题

38. 对肥厚性瘢痕治疗前后厚度的比较,常用的康复评定为( )

　　A. 肉眼观察和照相　　　　　　　　　B. 血氧测量计

　　C. 瘢痕计分　　　　　　　　　　　　D. 超声波测量

　　E. 激光多普勒测量组织的血流量

39. 烧伤患者尽早开始运动治疗的好处有( )

　　A. 防止呼吸系统感染　　　　　　　　B. 防止肌力减退

　　C. 防止关节挛缩　　　　　　　　　　D. 防止血栓性静脉炎

　　E. 防止压疮

40. 烧伤后期的物理疗法可选用( )

　　A. 音频电疗　　　　　　　　　　　　B. 超声波

　　C. 电水浴　　　　　　　　　　　　　D. 磁疗法

　　E. 10%碘化钾离子导入

41. 烧伤后康复治疗的方法有（　　　　　　）

    A. 理疗　　　　　　　　　　　　B. 运动疗法

    C. 体位摆放　　　　　　　　　　D. 主动活动

    E. 手术治疗

42. 矫形器在治疗烧伤中的作用说法正确的是（　　　　　　）

    A. 帮助体位的摆放

    B. 限制水肿的形成

    C. 预防压迫、挛缩与畸形

    D. 急性期的夹板常采用静态设计，供患者休息时使用

    E. 佩带夹板后，需每天对夹板进行评估，当肿胀变化时，应予以及时更换

二、病例分析

某患儿，6岁。开水烫伤颈部、双上肢、胸腹部后2小时入院。查颈部大量水疱，基底潮红，痛觉敏感。余创面基底红白相间，痛觉迟钝。

1. 请针对患儿的病情作出评定（总面积、深度、严重程度）。

2. 请为此患儿制定康复治疗方案。

【答案】

一、选择题

1. A　　2. C　　3. A　　4. D　　5. E　　6. A　　7. C　　8. C　　9. D　　10. B

11. C　　12. A　　13. C　　14. C　　15. A　　16. E　　17. C　　18. D　　19. B　　20. C

21. B　　22. D　　23. E　　24. A　　25. C　　26. B　　27. B　　28. C　　29. A　　30. C

31. C　　32. B　　33. E　　34. B　　35. B　　36. A　　37. D　　38. ACD　　39. ABCDE

40. ABCDE　　　41. ABCD　　　42. ABCDE

二、病例分析

1. 康复评定

（1）烫伤总面积：颈部＋双上肢＋胸腹部＝3%+（12-6）%+18%+13%=40%。

（2）深度：浅Ⅱ度。

（3）严重程度：重度。

2. 康复治疗方案

（1）康复治疗目的

1）预防休克和感染，促进创面愈合。

2）控制水肿，减轻疼痛。

3）预防关节和皮肤活动能力的丧失。

4）预防肌力和肌肉耐力的减退。

5）促进自我照顾技能的发展。

6）对患者及家庭进行教育。

（2）康复治疗措施

1）理疗：常用的理疗方法有：紫外线照射、红外线照射、电光浴、超短波、冷疗法、水疗、高压氧治疗等。

2）运动治疗：宜少量多次进行，常用：被动关节活动、主动关节活动和助力关节活动、牵引等。

3）体位摆放：体位摆放的总原则就是采取伸展位，配合经常性的主动活动和定时的体位变换。体位摆放要根据患者的需要而个别拟定。

4）矫形器应用：在患者不能自觉地维持正确的功能体位时，矫形器是固定体位的有效措施。

5）心理康复。

（张绍岚）

第八章

继发疾病与并发症的康复

第一节　慢性疼痛的康复

实 训 指 导

【技能目标】

1. 学会疼痛的常用评定方法。

2. 学会设计慢性疼痛的康复治疗方案。

3. 运用康复治疗技术实施常见慢性疼痛综合征的康复治疗。

【实训时间】

1学时

【主要仪器设备】

材料：白纸、直尺、口述分级评分法量表、简式McGill疼痛问卷。

仪器设备：各种物理因子治疗设备、运动疗法设备，针灸针、罐等。

【实训方式】

1. 导入典型案例，学生分组进行病例分析，制定康复目标与训练计划。

2. 教师做示范性评定、训练，指出评定、训练要点和注意事项。

3. 学生分组练习、教师巡回指导。

4. 考核学生掌握情况。

【实训方法和内容】

（一）实训方法

1. 教师引入2~3个常见慢性疼痛的典型病例（如肌筋膜性疼痛、腰痛、癌性疼痛），学生每4~6人一组，在提供的病例中各选一种，由教师指导进行分析讨论，对所选病患的疼痛进行康复评定。

2. 根据临床病例康复评定结果，以小组形式讨论并设计该患者的康复治疗方案。

3. 根据设计的方案，采用角色扮演法，一人扮演患者，一人扮演治疗师，练习并演示康复方案中的治疗方法，要求能够熟练操作。

4. 对实践课学生存在的问题进行总结分析；要求学生记录实训内容、步骤、要点，写出实训体会。

（二）实训内容

1. 疼痛的评定

（1）视觉模拟评分法：在白纸上划一10cm长的线段，线段左端表示无痛（0），右端表示极痛（10）。目测后让患者根据自己所感受的疼痛程度，在线段上用手指出疼痛位置。

（2）口述分级评分法：包括4级评分、5级评分、6级评分、12级评分和15级评分。

（3）简式McGill疼痛问卷：此问卷包括Ⅰ疼痛分级指数评定、Ⅱ视觉模拟评分法、Ⅲ现时疼

115

痛强度评定三部分。

2. 记录评定结果并进行分析。

3. 针对不同疾病导致的慢性疼痛制定康复治疗方案。方案应包括短期、长期康复目标和分期康复治疗措施。

4. 疼痛康复治疗常用方法包括药物治疗、物理因子治疗、运动疗法及手法治疗、传统康复疗法、行为疗法、局部神经阻滞、心理康复。可选择性地进行适当的治疗方法实践，要求掌握如下方法。

（1）物理因子治疗：可根据患者的具体情况选择其中的2~3种治疗方法。

1）电疗法：首选经皮神经电刺激疗法。

2）热疗和冷疗：热疗包括电热垫、电光浴、热水袋、热水浴、中药熏蒸等。根据病情可选取单一方法或热疗和冷疗交替使用。

3）光疗法：包括红外线、红外偏振光、激光、紫外线等。

4）超声波疗法：特别适合神经肌肉、骨骼系统所引起的疼痛。

5）生物反馈疗法：常采用肌电生物反馈疗法、手指皮肤温度生物反馈疗法，帮助患者体会紧张和放松的感觉，学会对疼痛的自我调节和控制。经过训练，有些患者可以达到无需仪器帮助就可自行放松肌肉和对疼痛进行调控的效果。

6）其他：磁疗法、石蜡疗法等。

（2）运动疗法和手法治疗：对一些骨骼肌肉疾病的慢性疼痛的发生主要由长期处于某一不良姿势或反复进行某一活动造成局部慢性劳损，以至骨骼肌肉的力量关系不平衡所致。主要包括被动运动、主动-助力运动、主动运动、牵伸运动、放松训练、牵引、按摩、关节活动度训练、肌力训练、关节松动术、PNF技术等。

【注意事项】

1. 在对患者进行评定时，注意作好解释工作以取得患者的配合。

2. 使用物理因子治疗设备时，掌握好操作规范，注意安全。

3. 注重心理康复治疗，作好宣教工作。

学 习 指 导

一、选择题

A1型题

1. 关于疼痛的概念描述正确的是（　　　）

　　A. 是机体对各种刺激所引起的反应

　　B. 疼痛是由于真正潜在组织损伤而引起的或用损伤来描述的一种不愉快的感觉和情绪

　　C. 是难以用客观的指标衡量的一种主观感受

　　D. 是躯体感觉、情绪、认知以及其他因素相关的一种客观感受

　　E. 是各种伤害性刺激引起的不愉快的主观感受

2. 用给予压力强度及反应剧烈程度来判断疼痛程度的方法是（　　　）

　　A. 视觉模拟量表法　　　　　　　　　　B. 痛阈测痛法

　　C. 简式McGill疼痛问卷MPQ　　　　　　D. 世界卫生组织疼痛分级

　　E. 目测类比法

3. 理疗对治疗慢性疼痛的目的是（　　　）

　　A. 减少急性损伤反应

　　B. 抑制水肿产生

　　C. 降低神经纤维和痛觉感受器的敏感性

D. 尽快并最大限度地缓解和消除疼痛

E. 减少组胺等疼痛介质的释放

4. 下列哪项**不属于**常见的疼痛评价方法（　　　）

　　A. Albert 划杠测验　　　　　　　　　B. 目测类比法

　　C. 数字疼痛评分法　　　　　　　　　D. 简式 McGill 疼痛问卷 MPQ

　　E. 痛阈测痛法

5. 有关目测类比测痛法的叙述**不正确**的是（　　　）

　　A. 简单、快捷、准确、易操作　　　　B. 用来测定疼痛的强弱程度

　　C. 可以测定疼痛的缓解程度　　　　　D. 能做患者之间的比较

　　E. 能对患者治疗前后做评价

6. 慢性疼痛三联征主要表现为（　　　）

　　A. 疼痛、睡眠与情绪异常　　　　　　B. 疼痛、焦虑与抑郁

　　C. 疼痛、睡眠障碍与焦虑　　　　　　D. 疼痛、异常感觉与 Tinel 征

　　E. 疼痛、情绪异常与 Tinel 征

7. 对于用药物来治疗疼痛，**不科学**的是（　　　）

　　A. 可以联合用药　　　　　　　　　　B. 从小剂量开始

　　C. 个体化给药　　　　　　　　　　　D. 按阶梯给药

　　E. 吗啡的止痛效果较好，可以多用吗啡

二、案例分析

某女，33 岁，去年在外地打工时，因腰部疼痛无法继续工作而回家治疗。近一年来服用中药，疼痛未见减轻，曾在私人诊所牵引按摩 3 个多月，腰痛仍未减轻并逐渐加重。患者常年靠打工维持生活，家庭经济情况较差，不能很好地治疗，故心理负担较重、情绪压抑，长期睡眠差。查体腰椎 L_3、L_4、L_5 椎旁压痛，同时右侧腰部、臀部、大腿部肌肉轻度萎缩。腰椎 X 线片示：L_3、L_4、L_5 依次向右偏移 3mm，L_5 骶化。CT 片示：L_{3-4}，L_{4-5} 椎间盘突出。

1. 此患者属于慢性疼痛吗？

2. 如何对该患者的腰痛进行视觉模拟评分法的评定？

3. 慢性疼痛常用的治疗方法有哪些？该患者应采取哪些康复措施？

【答案】

一、选择题

1. B　　2. B　　3. D　　4. A　　5. D　　6. A　　7. E

二、病例分析

1. 答：疼痛是与现存或潜在的组织损伤有关的或可用损伤来描述的一种不愉快的感觉和情绪体验。大多数学者将持续 6 个月以上的疼痛界定为慢性疼痛。此患者病程已 1 年以上，故界定为慢性疼痛。

2. 答：在白纸上划一 10cm 长的线段，线段左端表示无痛（0），右端表示极痛（10）。目测后让患者根据自己所感受的疼痛程度，在线段上用手指出疼痛位置。

3. 答：药物治疗、物理因子治疗、运动疗法及手法治疗、传统康复疗法、行为疗法、局部神经阻滞、心理康复等。

该患者应采取的康复治疗措施：①患者腰痛急性发作期绝对卧硬板床休息，通常 2~7 天，垫高小腿，维持脊柱正常生理曲度。②选择适当的物理因子疗法及腰椎牵引。③传统康复疗法。④卧床期间，坚持全身运动如扩胸、深呼吸，及进行足踝、膝关节的活动。⑤缓解期为患者讲解并示范功能锻炼方法，鼓励患者主动锻炼。如飞燕式方式开始腰背肌锻炼，增强腰背肌力

和脊柱稳定性。⑥心理康复,给予患者倾诉的机会,教会放松的技巧。

(孟晓旭)

第二节　压疮的康复

实 训 指 导

【技能目标】

1. 学会压疮的康复评定和康复治疗方法。

2. 能正确实施预防压疮的各项措施。

【实训时间】

1学时

【材料及设备】

材料:压疮危险因素评定量表、压疮护理模型、海绵、酒精、脸盆和大毛巾、病床及床单枕头、笔和纸等。

仪器设备:紫外线等理疗设备、轮椅、夹板和绷带、矫形器。

【实训方式】

1. 由教师复习压疮危险因素评定量表,做示范性评定、训练,指出评定、训练要点和技巧。

2. 学生分组,每两名学生为一小组,对压疮病例进行分析讨论,进行评定、训练,教师巡回查看,随时纠正练习过程中出现的各种错误。

3. 教师抽查3~4名学生的评定结果及训练方法,指导其他学生评议其评定结果、预防与治疗是否正确、内容有无遗漏。

【实训内容与方法】

(一)实训方法

1. 导入压疮的病例,结合病例复习有关压疮康复的基本理论知识。

2. 学生分组对提供的压疮病例进行分析讨论。讨论内容:压疮的好发原因、好发部位与人群、康复评定、预防措施、康复治疗方法等。

3. 制定压疮预防与治疗的计划与方案。

4. 学生每2人一组,进行角色扮演,一人扮演患者,一人扮演治疗师,练习压疮患者康复评定和预防措施。

5. 对实践课学生存在的问题进行总结分析。要求学生记录实训内容、步骤、要点,写出实训体会。

(二)实训内容

1. 压疮的康复功能评定

(1)危险因素评估

1)Hofman压疮危险因素评定量表:从精神状态、神经学检查、运动、营养状态、摄食、失禁、年龄、体温、用药、糖尿病10个方面评定,采用0~3分制,若患者评分>8分,则表明有发生压疮的危险。

2)NORTON压疮危险因素评定量表:从全身状态、精神状态、运动、日常生活动作和失禁五个方面对患者进行评价。采用4分制:最高分为4分,最低分为1分。总分值最高分为20分,最低分为5分。合计在14分以下者为高危患者,应采取预防措施。

2. 记录评定结果并进行分析。

3. 制定预防措施

（1）避免局部长期受压：对于长期卧床患者，每 2 小时进行体位变换或定时翻身 1 次。体位变换的方法要正规熟练，乘坐轮椅者进行轮椅坐位训练及减压训练，正确使用夹板和绷带固定及佩戴矫形器。要求掌握颈髓损伤、胸髓损伤患者体位变换操作技术，变换侧卧位后的护理要做到：①轻拭压疮好发部位；②轻叩、按摩背部和臀部，整理后头部头发；③整理睡衣、床单被罩，拉平床单，勿使产生褶皱，如有污染或潮湿要更换。

（2）选择良好的床或床垫、坐垫：可供选择的床主要有大块海绵组合床、弹坑垫及床垫、翻身床和体位变换床。

（3）保持皮肤清洁干燥，做好皮肤护理：做到经常洗浴与清拭，并进行按摩。

（4）加强营养。

（5）坚持运动。

（6）保护肢体，避免外伤。

（7）对患者及家属进行预防压疮的教育。

4. 制定康复治疗方案

（1）全身治疗：包括纠正贫血或低蛋白血症、控制感染、积极治疗原发病、解除肌肉痉挛。

（2）局部治疗：根据患者创面选择合适的敷料、根据创面情况选择清创的方法、感染的治疗、物理因子治疗、手术治疗。

【注意事项及说明】

1. 在对患者评定、预防和治疗中注意作好解释工作以取得患者的配合。

2. 压疮病例的提供，应提供不同时期压疮的典型病例，多个病例的训练以强化实践效果。

3. 在评定、预防和治疗操作中注意安全。

4. 注意心理康复，消除患者的顾虑。

学 习 指 导

一、选择题

A1 型题

1. 如果皮肤受压表面皮色转为紫红，压之不褪色，皮肤因水肿变薄而出现水疱，此时极易破溃，此期为（　　）

    A. 瘀血红润期　　　　　　　　　　B. 炎性浸润期

    C. 浅度溃疡期　　　　　　　　　　D. 坏死溃疡期

    E. 以上都不是

2. 压疮发生的根本原因是（　　）

    A. 局部组织受压过久　　　　　　　B. 老龄

    C. 皮肤长期受潮湿、摩擦因素的刺激　　D. 肥胖

    E. 全身营养不良

3. 下列哪个部位**不是**压疮最常见的部位（　　）

    A. 坐骨　　　　　　　　　　　　　B. 骶骨

    C. 足跟　　　　　　　　　　　　　D. 膝盖

    E. 股骨大转子

4. 常用的压疮危险因素评定量表是 Norton 量表，若总分（　　），则表明患者有发生压疮的危险

    A. 等于或低于 14 分　　　　　　　B. 等于或低于 15 分

    C. 等于或低于 16 分　　　　　　　D. 等于或低于 17 分

    E. 等于或低于 18 分

5. 压疮的危险因素**不包括**（　　　）

A. 身体状况

B. 精神状况

C. 年龄性别因素

D. 运动能力

E. 大小便失禁情况

6. 预防压疮最主要是（　　　）

A. 经常更换卧位

B. 床铺应平整无皱褶

C. 保持皮肤清洁干燥

D. 防止皮肤摩擦

E. 促进局部血液循环

7. 请评估下列哪种患者最易发生压疮（　　　）

A. 年老体弱

B. 营养不良

C. 长期发热

D. 昏迷病人

E. 恶病质患者

8. 不正确半坐卧位时，患者身体滑向床尾，这时，引起压疮发生的因素主要为（　　　）

A. 压力

B. 摩擦力

C. 剪切力

D. 局部温度升高

E. 局部抵抗力下降

二、病例分析

患者女，40岁。高处坠落，地面为硬土地，尚平坦。伤后立即被他人救起，20分钟后送到医院，入院时患者尚不清醒。目击者介绍，当时伤者俯卧在地两手呈屈曲状伸向头侧。入院后10分钟患者清醒，其对所发生的具体情况回忆不起来。患者自述后背部疼痛，双下肢不能活动。

体格检查：体温37℃，脉搏88次/分，血压105/70mmHg，呼吸20次/分，神志清楚，问话能正确回答，面部有小面积擦伤，身体其他部位未见外伤，裤子被尿湿。双下肢不能主动活动，被动活动正常。躯干于脐以下痛觉消失，腹壁反射中、下部消失。肛门括约肌反射消失，跖反射消失，膝及跟腱反射未引出，双侧Babinski征（−）。

辅助检查：X线显示第8胸椎椎体压缩成楔形，压缩高度为原高度的1/3。

临床诊断：T_{10}脊髓损伤。

1. 压疮的好发部位有哪些？

2. 应用Hofman压疮危险因素评定量表对患者进行评估时主要包括哪些方面？此患者的评定结果如何？

3. 为该患者制定压疮的预防措施。

【答案】

一、选择题

1. B　　2. A　　3. D　　4. A　　5. C　　6. E　　7. D　　8. C

二、病例分析

1. 答：仰卧位好发于枕骨粗隆、肩胛骨部、肘部、骶尾部、足跟等；侧卧位好发于耳廓、肩峰、股骨大转子、膝关节内外侧、外踝等；俯卧位好发于前额、下颌、肩部、女性乳房、男性生殖器、髂嵴、髌骨、足背、脚趾等；坐位好发于坐骨结节。

2. 答：主要从精神状态、神经学检查、运动、营养状态、摄食、失禁、年龄、体温、用药、是否有糖尿病等10个方面进行。此患者Hofman压疮危险因素评定分值>8分，表明有发生压疮的危险。

3. 答：①每2小时给患者翻身1次，按摩局部骨隆突受压处，并注意翻身时避免推、拉、拖的动作,以免擦破皮肤。②选择合适的床垫,睡气垫床,骨隆突处垫枕,以减轻局部受压。③保持床位清洁、干燥、平整、无渣屑。出汗多时,及时擦洗,更换干净衣裤。④注意合理进食,加强营养,增强抵抗力。⑤每天用温水擦浴,促进机体血液循环。⑥健康教育。

（孟晓旭）

第三节　痉挛的康复

实 训 指 导

【技能目标】

1. 学会对痉挛的性质和程度的评定方法。

2. 学会对痉挛的康复治疗方法。

【实训时间】

1 学时

【材料及设备】

材料:生活用品若干;痉挛综合评定量表和笔、纸等。

仪器设备:PT 评定床、PT 櫈、平衡板、量角器;红外线治疗仪、超短波治疗仪;冷水槽、冰块;关节矫形器、手杖和步行架等。

【实训方式】

1. 由教师复习痉挛综合评定量表,做示范性评定、训练,指出评定、训练要点和技巧。

2. 学生分组,每两名学生为一小组,对痉挛患者的病例进行分析讨论,进行评定、训练,教师巡回查看,随时纠正实训过程中出现的各种错误。

3. 教师抽查 3~4 名学生的评定结果及训练方法,指导其他学生评议其评定结果、训练方法是否正确、内容有无遗漏。

【实训内容与方法】

（一）实训方法

1. 学生分组对提供的痉挛病例进行分析讨论。讨论内容:痉挛患者功能障碍特点、康复评定和康复治疗方法、预测康复结局。

2. 制定康复治疗计划与方案。

3. 学生每 2 人一组,进行角色扮演,一人扮演患者,一人扮演治疗师,练习对痉挛患者康复评定和康复治疗的方法。

（二）实训内容

1. 痉挛的康复功能评定

1）体格检查:①望诊:望诊可以发现躯体和肢体姿势的异常,常表现出刻板的运动模式和各种持续存在的静态姿势;②被动运动检查:可发现肌肉对牵张刺激的反应;③摆动检查:肌张力低下时,摆动振幅增大;肌张力增高时,摆动振幅减小;④反射检查:主要检查各种肌腱反射,观察是否存在反射亢进。

2）痉挛的定量评定:改良 Ashworth 量表。

3）痉挛的仪器评定:屈曲维持试验、钟摆试验。

2. 记录评定结果并进行分析

3. 制定康复治疗目标

4. 针对康复治疗分期制定康复治疗方案

（1）神经生理疗法:①Rood 技术:挤压法、牵拉法、运动控制法;②Bobath 技术;③Brunnstrom

技术;④PNF技术。

（2）被动运动和按摩:①采用温和、缓慢、持续的牵张手法对痉挛的肢体进行牵拉。②按摩手法:推法、按揉法、擦法和挤压法。

（3）物理因子疗法:①温热疗法:超短波、红外线;②冷疗法:冷水槽法、冰块致冷法。

（4）矫形器的使用:各部位抗痉挛矫形器的使用。

【注意事项及说明】

1. 注意做好常识宣教。

2. 在对患者评定和治疗中注意作好解释工作以取得患者的配合。

3. 在评定和治疗操作中注意安全。

4. 注意心理康复,消除患者的顾虑。

学 习 指 导

一、选择题

A1 型题

1. 痉挛发生的病因主要是（　　　）

   A. 高血压、糖尿病、脊髓损伤

   B. 高血压、颅脑损伤、糖尿病

   C. 脑血管意外、颅脑损伤、小儿脑性瘫痪、脊髓损伤

   D. 吸烟和酗酒、糖尿病、心脏病

   E. 以上都是

2. 痉挛的主要表现为（　　　）

   A. 认知障碍、平衡障碍、肌张力异常

   B. 肌力降低、巴宾斯基征、行为障碍

   C. 姿势异常、运动模式异常、日常生活活动障碍

   D. 肌张力异常、运动缓慢、共济失调

   E. 以上都不是

3. 长期痉挛患者容易继发的障碍是（　　　）

   A. 躯干强直、呼吸困难、运动受限、认知障碍

   B. 异位骨化、压疮、运动受限、肢体畸形、骨质疏松

   C. 大小便障碍、吞咽障碍、呼吸困难、压疮

   D. 躯干强直、异位骨化、大小便障碍、意识障碍

   E. 肢体畸形、大小便障碍、呼吸困难、骨质疏松

4. 在对痉挛评定的体格检查方面基本包括有（　　　）

   A. 观察　　　　　　　　　　　　B. 反射检查

   C. 被动运动检查　　　　　　　　D. 摆动检查

   E. 以上都是

5. 临床上对痉挛常用的仪器评定有（　　　）

   A. 便携式测力计、多通道动态肌电图、心电图、屈曲维持试验

   B. 多通道动态肌电图、活动平板、平衡板、钟摆试验

   C. 多通道动态肌电图、功率自行车、便携式测力计、等速装置评定

   D. 多通道动态肌电图、钟摆试验、屈曲维持试验、等速装置评定

   E. 以上都是

B1 型题

（6~8 题共用备选答案）

    A. 长期制动   B. 尿潴留、严重便秘

    C. 长期卧床   D. 过多运动

    E. 感觉障碍

6. 增加和加重痉挛的因素是（　　　）

7. 压疮形成的常见病因是（　　　）

8. 肢体强直多因为（　　　）

（9~11 题共用备选答案）

    A. 为观察肌肉对牵张刺激的反应情况多采用的方法

    B. 主要用于上肢痉挛的仪器评定方法

    C. 采用对肢体以一个关节作为中心，被动地摆动使其主动肌和拮抗肌交互快速收缩，观察摆动幅度的大小

    D. 主要用于下肢股四头肌与腘绳肌痉挛程度的定量评定

    E. 等速装置评定

9. 摆动检查是（　　　）

10. 被动运动检查（　　　）

11. 钟摆试验（　　　）

（12~15 题共用备选答案）

    A. Bobath 技术   B. 促进运动的控制能力

    C. 关节松解技术   D. PNF 技术

    E. 温热疗法

12. 对于痉挛型脑瘫的小儿可在患者的背部对骶棘肌采用（　　　）手法以放松全身肌张力

13. 促进脑卒中患者痉挛期肢体运动功能向正常恢复以（　　　）技术为主进行训练

14. 具有抑制痉挛作用的同时且有止痛及扩张末梢循环作用（　　　）

15. 姿势反射和反射性抑制等治疗技术使痉挛缓解是属于（　　　）技术的应用

二、病例分析

患者顾某，男，59 岁，4 个月前曾发生脑梗死经临床救治，出院时遗留右侧肢体活动不灵。2013 年 10 月 12 日因脑梗死后遗症入住医院进行康复治疗。经查头颅 CT：皮层下大脑动脉硬化性脑病、左侧大脑多发腔隙性脑梗死。查体：意识清，问话能正确回答。右上肢呈屈曲状态，行走时右下肢呈划圈步态。右侧肢体瘫痪，右侧上肢肌力 2 级、下肢肌力 3 级，左侧肢体肌力 5 级；右侧上、下肢肌张力异常，特别是右上肢的肱二头肌、前臂腕屈肌和指屈肌以及右侧下肢的股四头肌和腓肠肌的肌张力均增高，关节被动活动阻力增大。右侧膝腱反射、跟腱反射（+++），踝阵挛（+）。

1. 对于该患者应做哪些方面的评定？

2. 此患者按照改良 Ashworth 量表评定属于几级痉挛？

3. 针对偏瘫肢体的痉挛可应用哪些康复技术进行治疗？

【答案】

一、选择题

1. C   2. C   3. B   4. E   5. D   6. B   7. D   8. A   9. C   10. A

11. D   12. A   13. D   14. E   15. A

二、病例分析

1. 答：应做脑卒中神经功能缺损程度和病情程度的评定、瘫痪肢体 Brunnstrom 运动功能恢复评定法、ROM 评定、痉挛程度评定、平衡功能的评定、步态评定等。

2. 答：根据患者的临床表现右上肢呈屈曲状态、关节被动活动阻力增大、右侧膝腱反射、跟腱反射（+++），踝阵挛（+），按照改良 Ashworth 量表的评定标准衡量，该患者的痉挛属于 3 级痉挛。

3. 答：该患者为脑卒中后引发的瘫痪侧肢体的痉挛，属于上运动神经元性瘫痪后所致，在康复治疗过程中可灵活地引用 Bobath 技术、Rood 技术、Brunnstrom 技术及中国传统的推拿技术和按摩技术，配合合理的物理因子疗法进行缓解痉挛的治疗。

（周美惠）

第四节　挛缩的康复

实 训 指 导

【技能目标】
1. 学会挛缩的康复功能评定。
2. 学会挛缩的康复治疗方法。

【实训时间】
1 学时。

【材料及设备】
材料：VAS、Barthel 指数、FAQ、MMSE、HAMA、HRSD 量表，笔和纸等。
仪器设备：量角器、CPM 治疗仪、PT 床、多功能网架、滑轮、绳索、矫形器等。

【实训方式】
1. 由教师复习上述评定量表，做示范性评定、训练，指出评定、训练要点和技巧。
2. 学生分组，每两名学生为一小组，对挛缩病例进行分析讨论，进行评定、训练，教师巡回查看，随时纠正实训过程中出现的各种错误。
3. 教师抽查 3~4 名学生的评定结果及训练方法，指导其他学生评议其评定结果、训练方法是否正确、内容有无遗漏。

【实训内容与方法】
（一）实训方法
1. 学生分组对提供的挛缩病例进行分析讨论。讨论内容：挛缩的主要功能障碍、康复评定和康复治疗方法、预测康复结局。
2. 制定康复治疗计划与方案。
3. 学生每 2 人一组，进行角色扮演，一人扮演患者，一人扮演治疗师，练习挛缩患者康复评定和康复治疗的方法。

（二）实训内容
1. 挛缩的康复功能评定
（1）关节活动度评定：用量角器量出挛缩关节的主动和被动关节活动范围。
（2）肌力评定：应用 MMT 评定挛缩关节周围肌肉的肌力。
（3）痉挛评定：用 Ashworth 量表评定挛缩造成的肌痉挛程度。
（4）ADL 评定：用 ADL 量表评定患者的日常生活活动能力。
（5）疼痛评定：用 VAS 量表评定挛缩引起的疼痛。

（6）精神心理评定：用 MMSE 评定挛缩患者的心理状态。

2. 记录评定结果并进行分析

3. 制定康复治疗目标

4. 针对康复治疗分期制定康复治疗方案

（1）体位摆放：①良肢位或功能位摆放；②掌握良肢位和功能位的区别。

（2）关节活动度维持训练：未制动关节的被动活动。

（3）CPM 治疗仪：会操作 CPM，会根据挛缩关节的活动范围设定机器活动角度。

（4）关节松动：会根据挛缩关节的僵硬程度选择手法分级，并正确操作。

（5）被动牵伸：能找到关节活动度末端的抵抗感，掌握牵伸单关节肌和跨关节肌挛缩的方法。

（6）牵引：会利用多功能网架、滑轮、绳索等设计挛缩关节的牵引姿势。

（7）主动运动：①肌力训练；②步态训练。

（8）矫形器应用：会根据挛缩关节的病因、关节活动度和张力情况选择利用何种矫形器。

【注意事项及说明】

1. 注意做好和患者的沟通及常识宣教。

2. 在对患者评定和治疗中注意作好解释工作以取得患者的配合。

3. 在评定和治疗操作中注意安全。

4. 注意心理康复，消除患者的顾虑。

学 习 指 导

一、选择题

A1 型题

1. 挛缩的运动功能障碍**不包括**（　　　）

   A. 关节活动度障碍　　　　　　　　B. 肌力减退

   C. 痉挛　　　　　　　　　　　　　D. 加重瘫痪肢体功能障碍

   E. 日常生活活动能力障碍

2. 挛缩的康复功能评定内容**不包括**（　　　）

   A. 运动功能评定　　　　　　　　　B. GCS 定量评定

   C. 疼痛评定　　　　　　　　　　　D. 精神心理评定

   E. 日常生活活动能力评定

3. 下列有关良肢位的说法**不正确**的是（　　　）

   A. 肩关节：仰卧位保持前伸位，侧卧位保持屈曲 90° 位

   B. 肘关节：屈曲内收位

   C. 腕关节：背伸 10°~30° 位

   D. 手指：伸展位

   E. 髋关节：仰卧位保持伸展位，侧卧位保持屈曲位

4. 挛缩的康复治疗**不正确**的是（　　　）

   A. 持续被动运动　　　　　　　　　B. 关节松动

   C. 被动牵伸　　　　　　　　　　　D. 主动运动

   E. 长期制动

5. 下列有关挛缩病因的说法**不正确**的是（　　　）

   A. 心理问题或障碍　　　　　　　　B. 深度烧伤

   C. 长期卧床　　　　　　　　　　　D. 肌肉痉挛

E. 关节病损

6. 关节挛缩的分类**不包括**（　　）

A. 关节源性挛缩
B. 软组织性挛缩
C. 内在性肌肉挛缩
D. 外在性肌肉挛缩
E. 神经源性挛缩

7. 下列因关节病损导致挛缩的疾病**不包括**（　　）

A. 骨折
B. 类风湿关节炎
C. 滑膜炎
D. 腱鞘炎
E. 烧伤

8. 下列有关因肌痉挛导致挛缩的疾病**不包括**（　　）

A. 脑卒中
B. 脑性瘫痪
C. 截肢
D. 脊髓损伤
E. 颅脑损伤

B1 型题

（9~11 题共用备选答案）

A. 关节创伤
B. 脊髓损伤
C. 老年性关节炎
D. 腱鞘炎
E. 大面积深度烧伤

9. 由瘢痕增生造成挛缩的病因为（　　）

10. 因关节退行性变导致挛缩的疾病为（　　）

11. 为预防挛缩形成，需进行良肢位摆放的疾病为（　　）

A3 型题

（12~14 题共用题干）

男，62 岁，主诉："右侧肢体活动不灵 1 年余"，右上肢屈肘、手掌屈、手指紧握，可搀扶下行走，右足下垂。曾诊断脑出血。体检：意识清，问话能正确回答，无面舌瘫。肢体 Brunnstrom 分级右上肢 3 级，右手 1 级，右手指不能伸直，右下肢 3 级，右足呈跖屈状态；右侧肌张力增高；右侧病理征阴性。头 CT 提示左侧内囊区脑软化灶形成。

12. 患者右手紧握、手指不能伸直，右足下垂呈跖屈状态，最恰当的评定为（　　）

A. 痉挛
B. 肌张力减低
C. 挛缩
D. 肌张力正常
E. 肌张力增高

13. 该患者重点要进行（　　）评定

A. 关节活动度评定
B. 肌张力评定
C. 平衡评定
D. 肌力评定
E. 日常生活能力评定

14. 该患者**不宜**选择（　　）训练

A. 日常生活活动训练
B. 关节牵伸训练
C. 步态训练
D. 抗阻肌力训练
E. 平衡训练

X 型题

15. 挛缩的临床表现有（　　）

A. 肌张力高
B. 关节畸形
C. 关节活动度差
D. 抑郁

　　E. 多动

16. 挛缩是各种原因所导致的（　　　　　）等失去弹性，引起关节的活动受限

　　A. 骨骼　　　　　　　　　　　　　B. 关节周围的软组织

　　C. 肌肉　　　　　　　　　　　　　D. 关节囊

　　E. 韧带

二、病例分析

　　患者王某，男性，30 岁，主诉："外伤后左侧肩、肘关节活动受限一月余"，一个半月前因不慎摔伤造成左侧肱骨干粉碎性骨折，行"左肱骨干骨折切开复位内固定术"，术后石膏外固定 6 周，拆除石膏后发现肩、肘关节活动均受限，现来就诊。查体：神志清，全身情况良好，左侧上肢可见手术切口，切口处皮肤愈合良好，肩、肘关节疼痛，活动受限，活动时疼痛加剧，VAS 评分 6 分。各关节 ROM 测量，肩关节：前屈 0~90°，后伸 0~20°，外展 0~70°，内旋 0~45°，外旋 0~25°；肘关节：主动屈曲 40°~90°，被动屈曲 40°~100°，伸展受限；前臂：外旋 0~45°；余关节活动度正常。左上肢肩关节前屈、后伸、外展、内收肌力均为 4 级；肘关节屈、伸肌力均 3 级；前臂外旋肌力 3 级。左上肢深、浅感觉均正常。ADL95 分。

　　1. 挛缩的病因是什么？

　　2. 该患者的主要功能障碍包括哪些方面？

　　3. 该患者需进行的康复治疗包括哪些？

【答案】

一、选择题

1. E　　2. B　　3. B　　4. E　　5. A　　6. E　　7. E　　8. C　　9. E　　10. C

11. B　12. C　13. B　14. D　15. ABC　　　16. BCDE

二、病例分析

　　1. 答：包括关节病损、肌肉痉挛、深度烧伤、肌肉无力、长期卧床 5 个方面。

　　2. 答：运动功能障碍、日常生活活动能力降低、疼痛、心理障碍 4 个方面。

　　3. 答：持续被动运动、关节松动、被动牵伸、肌力训练、物理因子治疗、矫形器应用。

（许梦雅）

第五节　吞咽障碍的康复

实 训 指 导

【技能目标】

　　1. 学会反复唾液吞咽测试、饮水试验、口面部功能评定、进食功能评定的方法。

　　2. 学会吞咽障碍的康复治疗方法。

【实训时间】

　　1学时

【材料及设备】

　　材料：杯子、碗、茶匙、水、果冻、土豆泥、硬币、带靠背椅子、桌子等。

　　仪器设备：手电筒、压舌板、秒表、冰冻棉棒、床头可抬高的病床或 PT 床等。

【实训方式】

　　1. 由教师复习饮水试验、反复唾液吞咽测试、口面部功能评定、进食功能评定及吞咽障碍的基础训练和摄食训练等，做示范性评定、训练，指出评定、训练要点和技巧。

2. 学生分组，每两名学生为一小组，对吞咽障碍病例进行分析讨论，进行评定、训练，教师巡回查看，随时纠正实训过程中出现的各种错误。

3. 教师抽查 3~4 名学生的评定结果及训练方法，指导其他学生评议其评定结果、训练方法是否正确、内容有无遗漏。

【实训内容与方法】

（一）实训方法

1. 学生分组对提供的吞咽障碍病例进行分析讨论，讨论内容：该病例的吞咽障碍分类、功能障碍在哪个分期、康复评定和康复治疗方法、预测康复结局。

2. 制定康复治疗计划与方案。

3. 学生每 2 人一组，进行角色扮演，一人扮演患者，一人扮演治疗师，练习吞咽障碍患者康复评定和康复治疗的方法。

（二）实训内容

1. 吞咽障碍的康复功能评定

（1）反复唾液吞咽测试：用手指检查吞咽时喉结的移动幅度和次数。

（2）饮水试验：观察患者饮下 30ml 水的过程有无呛咳。

（3）口面部功能评定：口腔直视检查、口腔器官运动及感觉功能检查。

（4）进食功能评定：观察口腔期、咽期吞咽的表现和误咽程度。

2. 记录评定结果并进行分析。

3. 制定康复治疗目标。

4. 针对康复治疗分期制定康复治疗方案。

（1）感官刺激：①咽部冷刺激与空吞咽；②触觉刺激；③味觉刺激。

（2）口、颜面功能训练：①口唇闭锁训练；②下颌运动训练；③舌部运动训练；④声门闭锁训练；⑤声门上吞咽训练。

（3）摄食训练：会根据患者的病情调整体位、一口量、进食速度、食物性状和选择辅助吞咽动作。

【注意事项及说明】

1. 注意做好常识宣教。

2. 在对患者评定和治疗中注意做好解释工作以取得患者的配合。

3. 在评定和治疗操作中注意安全。

4. 注意心理康复，消除患者的顾虑。

学 习 指 导

一、选择题

A1 型题

1. 最方便常用的检查吞咽功能的试验是（　　　）

　　A. 洼田饮水试验　　　　　　　　　　B. X 线造影录像

　　C. 肌电图试验　　　　　　　　　　　D. 咽下内压试验

　　E. 反复唾液吞咽测试

2. 洼田饮水试验时两次以上喝完，有呛咳，该检查结果为（　　　）

　　A. 洼田饮水试验Ⅰ级　　　　　　　　B. 洼田饮水试验Ⅱ级

　　C. 洼田饮水试验Ⅲ级　　　　　　　　D. 洼田饮水试验Ⅳ级

　　E. 洼田饮水试验 V 级

3. 进一步的检查应为（　　　）

A. 洼田饮水试验　　　　　　　　　　B. X 线造影检查

C. 咽下内压试验　　　　　　　　　　D. 声门电图检查

E. 反复唾液吞咽测试

4. 吞咽障碍患者应以较常人缓慢的速度进行摄食，一般每餐适宜的进食时间应控制在（　　）

A. 15 分钟　　　　　　　　　　　　B. 25 分钟

C. 35 分钟　　　　　　　　　　　　D. 45 分钟

E. 50 分钟

5. <u>不属于</u>吞咽障碍的特点为（　　　　）

A. 饮水呛咳　　　　　　　　　　　B. 理解困难

C. 误吸　　　　　　　　　　　　　D. 口咽肌无力

E. 流涎

6. 摄食时，正常人的每次入口量宜为（　　　　）

A. 10ml　　　　　　　　　　　　　B. 15ml

C. 20ml　　　　　　　　　　　　　D. 30ml

E. 25ml

7. 全喉切除术后初次进食时，<u>不正确</u>的是（　　　　）

A. 先用糊状食物　　　　　　　　　B. 先用流质饮食

C. 少量多餐　　　　　　　　　　　D. 咳嗽

E. 食物吞至舌根时屏住气，以示指堵住气管造口再咽下，做几次吞咽动作

8. 假性延髓性麻痹摄食 - 吞咽障碍在（　　　　）阶段比较严重

A. 口腔准备期　　　　　　　　　　B. 口腔期

C. 咽期　　　　　　　　　　　　　D. 口腔准备期、口腔期

E. 食管期

9. 真性延髓性麻痹摄食 - 吞咽障碍在（　　　　）阶段比较严重

A. 口腔准备期　　　　　　　　　　B. 口腔期

C. 咽期　　　　　　　　　　　　　D. 口腔准备期、口腔期

E. 食管期

10. 吞咽障碍病因<u>不包括</u>（　　　　）

A. 重症肌无力　　　　　　　　　　B. 食管癌

C. 多发性肌炎　　　　　　　　　　D. 帕金森病

E. 冠心病

B1 型题

（11~15 题共用备选答案）

A. 口腔准备期　　　　　　　　　　B. 口腔期

C. 咽期　　　　　　　　　　　　　D. 食管期

E. 口腔准备期和口腔期

11. 吞咽障碍过程中（　　）是在随意控制下完成的

12. 完成咀嚼的阶段在（　　　　）

13. 食团的形成及运送至咽喉的过程在（　　　）

14. 误吸最容易发生在（　　　）

15. 进食后反流、呕吐发生在（　　）

A3 型题

（16～21 题共用题干）

患者李某，男性，70 岁，因脑卒中造成右侧偏瘫、右侧面瘫，查体：患者运动性失语、流涎、伸舌不能、喉结上抬幅度小。用杯子试饮水 30ml，部分水自右口角流出，仰头吞咽，多次呛咳，1 分钟后杯内剩余 10ml 水，现来就诊。

16. 请问李某的吞咽功能障碍**不需要**进行（　　）评定

　　A. 运动功能评定　　　　　　　　　　B. 饮水试验

　　C. 口面部功能评定　　　　　　　　　D. 进食功能评定

　　E. 吞咽造影检查

17. 请问案例中对李某的吞咽功能障碍进行了（　　）评定

　　A. 饮水试验　　　　　　　　　　　　B. 反复唾液吞咽测试

　　C. 吞咽障碍临床检查法　　　　　　　D. 口面部功能评定

　　E. 以上都是

18. 案例中李某饮水试验的结果为（　　）级

　　A. Ⅰ级　　　　　　　　　　　　　　B. Ⅱ级

　　C. Ⅲ级　　　　　　　　　　　　　　D. Ⅳ级

　　E. Ⅴ级

19. 李某的吞咽功能障碍都存在于（　　）期

　　A. 口腔准备期　　　　　　　　　　　B. 口腔期

　　C. 咽期　　　　　　　　　　　　　　D. 食管期

　　E. 口腔准备期、口腔期和咽期

20. 李某的吞咽障碍的康复治疗方法首选（　　）

　　A. 摄食训练　　　　　　　　　　　　B. 基础训练

　　C. 针灸治疗　　　　　　　　　　　　D. 食管扩张术

　　E. 呼吸训练

21. 该患者的吞咽障碍属于（　　）

　　A. 功能性吞咽障碍　　　　　　　　　B. 器质性吞咽障碍

　　C. 神经源性吞咽障碍　　　　　　　　D. 以上都是

　　E. 以上都不是

二、病例分析

某男，70 岁，主诉："右侧肢体不能活动伴饮水呛咳 7 天余"，以脑梗死收入院。头 MRI 示：右侧基底节区陈旧性梗死灶，左侧基底节区新发脑梗死。患者 7 天前先出现头晕，右侧肢体不能活动，不能言语，饮水呛咳而就诊。查体：意识清，运动性失语，鼻饲流质饮食，右鼻唇沟变浅，口角下垂，流涎，伸舌不能，软腭下垂，饮水时水从口中溢出，呛咳，水经鼻腔反流，饮水试验分级Ⅳ级。坐位平衡 1 级；肢体 Brunnstrom 分级右上肢 1 级，右手 1 级，右下肢 1 级；肢体 Ashworth 分级右上肢 1 级，右下肢 1 级；右侧 Babinski 征阳性。

1. 根据食团在吞咽时所经过的解剖位置，将正常的吞咽过程分为哪几期？其中哪几期是在随意控制下完成的？哪几期是自动完成的？该患者的吞咽障碍发生在哪一期？

2. 吞咽障碍的临床表现都有哪些？合并症状和继发障碍呢？

3. 该患者的康复治疗主要包括哪些方法？首选哪种方法治疗？

【答案】

一、选择题

1. A　　2. D　　3. B　　4. D　　5. B　　6. C　　7. B　　8. D　　9. C　　10. E

11. E　12. A　13. B　14. C　15. D　16. A　17. E　18. E　19. E　20. B

21. C

二、病例分析

1. 答：口腔准备期、口腔期、咽期和食管期。

其中口腔准备期及口腔期是在随意控制下完成的，而咽期及食管期则是自动完成的。

口腔准备期、口腔期、咽期。

2. 答：主要症状为进食速度慢，出现吞咽反射延迟，吞咽费力、小口多次下咽、进食或饮水呛咳、误吸入气管、吞咽时有梗阻感、发音不清晰等。

合并症状为发声困难、嘶哑、气短、喉咙痛、胸部不适等症状。

最常见的继发障碍为造成饮食习惯改变、误吸性肺炎、营养失调、体重减轻等。

3. 答：康复治疗方法主要包括基础训练内的感官刺激和口、颜面功能训练，针灸，电刺激等。

首选感官刺激内的咽部冷刺激与空吞咽治疗。

（许梦雅）

第六节　神经源性膀胱和肠道功能障碍的康复

实 训 指 导

【技能目标】

1. 学会膀胱功能简易评定方法、清洁导尿方法。

2. 学会神经源性膀胱与肠道的手法刺激技术。

3. 制订神经源性膀胱与肠道的行为治疗方案。

【实训时间】

2学时

【材料及设备】

材料：一次性无菌导尿管、尿袋、无菌生理盐水，记录本、笔等。

仪器设备：简易膀胱功能评定设备。

【实训方式】

1. 由教师复习神经源性膀胱功能障碍的分类与特点、评定方法、训练方法，神经源性肠道功能障碍的评定及治疗；指出评定、训练要点和技巧。

2. 学生分组，每两名学生为一小组，对神经源性膀胱和肠道功能障碍病例进行分析讨论，进行评定、训练，教师巡回查看，随时纠正实训过程中出现的各种错误。

3. 教师抽查3~4名学生的评定结果及训练方法，指导其他学生评议其评定结果、训练方法是否正确、内容有无遗漏。

【实训内容与方法】

（一）实训方法

1. 学生分组对提供的神经源性膀胱与肠道功能障碍病例进行分析讨论。讨论内容：神经源性膀胱与肠道功能障碍特点、分类、康复评定和康复治疗方法。

2. 制定康复治疗计划与方案。

3. 观摩清洁导尿和简易膀胱功能检测技术,练习神经源性膀胱与肠道功能障碍的各种手法刺激治疗。

（二）实训内容

1. 导尿及简易膀胱功能检测技术　能够正确插入导尿管,并测定膀胱容量、残余尿量、膀胱内压力。

2. 神经源性膀胱功能障碍的各种手法刺激方法。

3. 制定行为治疗方案。

【注意事项及说明】

1. 注意做好常识宣教。

2. 在对患者评定和治疗中注意做好解释工作以取得患者的配合。

3. 在评定和治疗操作中注意安全。

4. 注意心理变化,消除患者的顾虑。

学 习 指 导

一、选择题

A1 型题

1. 关于膀胱储尿,以下说法正确的是（　　）

    A. 只依靠内括约肌　　　　　　　　　　B. 只依靠外括约肌

    C. 不需要膀胱逼尿肌参与　　　　　　　D. 盆底肌起主要作用

    E. 以上都不对

2. 正常排尿时（　　）

    A. 逼尿肌收缩,括约肌收缩　　　　　　B. 逼尿肌收缩,括约肌松弛

    C. 逼尿肌松弛,括约肌收缩　　　　　　D. 逼尿肌松弛,括约肌松弛

    E. 以上都不对

3. 储尿期（　　）

    A. 逼尿肌收缩,括约肌收缩　　　　　　B. 逼尿肌收缩,括约肌松弛

    C. 逼尿肌松弛,括约肌收缩　　　　　　D. 逼尿肌松弛,括约肌松弛

    E. 以上都不对

4. 下列关于逼尿肌反射亢进的描述,正确的是（　　）

    A. 膀胱容量 >300ml　　　　　　　　　B. 顺应性降低

    C. 膀胱内压降低　　　　　　　　　　　D. 残余尿量 >150ml

    E. 膀胱稳定性增强

5. 下列关于逼尿肌无反射的描述,正确的是（　　）

    A. 膀胱容量 >300~400ml　　　　　　　B. 有无抑制性收缩

    C. 膀胱不稳定　　　　　　　　　　　　D. 顺应性降低

    E. 残余尿量 <150ml

6. 关于尿失禁的描述,下列说法正确的是（　　）

    A. 尿失禁和尿潴留不能同时存在

    B. 尿失禁仅由括约肌松弛引起

    C. 尿失禁和尿潴留可以同时存在

    D. 膀胱顺应性增高可引起尿失禁

    E. 膀胱颈压增高可引起尿失禁

7. 关于清洁间歇性导尿的描述，下列说法正确的是（　　　）

    A. 容易引起感染

    B. 不能长期使用

    C. 只要正确操作，不会增加感染发生率

    D. 残余尿低于 80ml 时，仍要间歇导尿

    E. 增加尿道损伤的风险

8. 膀胱按压适用于（　　　）

    A. 逼尿肌、括约肌反射亢进

    B. 逼尿肌、括约肌无反射

    C. 逼尿肌无反射、括约肌反射亢进

    D. 逼尿肌反射亢进、括约肌无反射

    E. 以上说法均不对

9. 神经源性膀胱功能障碍首选的康复治疗方法（　　　）

    A. 药物 　　　　　　　　　　　B. 手术

    C. 膀胱挤压 　　　　　　　　　D. 行为治疗

    E. 电刺激

10. 对于神经源性肠道功能障碍患者的治疗，下列**不正确**的是（　　　）

    A. 增加高脂肪、高蛋白饮食 　　　B. 充足的水分

    C. 纤维含量高食物 　　　　　　　D. 规律排便

    E. 适当采用大便软化药物

A3 型题

（11~13 题共用题干）

男，30 岁，外伤性腰 1 椎体骨折术后 1 年，双下肢活动不能伴大小便功能障碍。诊断为脊髓损伤，ASIA B 级，感觉平面 L_2，运动平面 L_2。大便每 4~5 天 / 次，小便失禁，每次自行排尿量 200~250ml。尿流动力学检测示残余尿量 270ml。

11. 该患者的肠道处理**不宜**采取的治疗措施是（　　　）

    A. 充足的水分、高纤维含量饮食 　　B. 大便软化剂

    C. 定时规律排便 　　　　　　　　　D. 直肠造瘘术

    E. 灌肠法

12. 膀胱功能障碍的治疗应首选（　　　）

    A. 留置导尿 　　　　　　　　　　　B. 清洁间歇导尿

    C. 膀胱造瘘术 　　　　　　　　　　D. 外用集尿袋

    E. 电刺激

13. 若要进一步了解该患者膀胱功能，下列哪项评定可**不考虑**（　　　）

    A. 膀胱容积测定 　　　　　　　　　B. 膀胱压力测定

    C. 括约肌肌电图 　　　　　　　　　D. 尿道压力分布测定

    E. 膀胱镜检查

X 型题

14. 膀胱储尿和排尿是受（　　　　　）控制下协调完成的

    A. 交感神经 　　　　　　　　　　　B. 副交感神经

    C. 阴部神经 　　　　　　　　　　　D. 中枢神经

    E. 以上都不是

15. 正常储尿期，以下说法正确的是（　　　　　）

A. 逼尿肌收缩   B. 内括约肌松弛

C. 外括约肌收缩   D. 逼尿肌松弛

E. 外括约肌松弛

16. 膀胱压力容积测定时,以下( )结果是正常的

A. 无残余尿   B. 膀胱充盈期内压 0.49~1.47kPa

C. 没有无抑制性收缩   D. 膀胱总容量 400~500ml

E. 最初出现排尿感觉时的容量为 100~200ml

17. 神经源性膀胱的常见原因包括( )

A. 颅脑损伤   B. 脊髓损伤

C. 马尾损伤   D. 后根和脊髓感觉传导通路损害

E. 脊髓前角损害

18. 对逼尿肌、括约肌反射亢进功能障碍,可选用的康复治疗方法有( )

A. 清洁间歇导尿   B. 膀胱松弛药物

C. 触发排尿   D. 留置导尿

E. 膀胱按压

19. 神经源性肠道功能障碍的治疗有( )

A. 饮食控制与规律排便   B. 手法刺激

C. 软化剂及缓泻剂   D. 灌肠法

E. 结肠造瘘术

20. 逼尿肌反射亢进、括约肌无反射的神经源性膀胱功能障碍的患者,可采用的治疗方法有( )

A. 膀胱松弛药物   B. 电刺激

C. 外尿道集尿装置   D. 手术治疗

E. 留置导尿

二、案例分析题

患者刘某,男,52 岁,1 年前车祸致 T_{12}、L_1 椎体粉碎性骨折,出现双下肢活动、大小便失禁。后行 T_{12}、L_1 椎体骨折钢板内固定术,术后双下肢功能无明显改善,小便失禁,大便便秘。诊断:脊髓损伤(运动平面 L_2,感觉平面 L_1,ASIA C 级)。

1. 该患者需要做的膀胱功能评定有哪些?

2. 膀胱评定发现膀胱容量 800ml,残余尿量 350ml,请问该膀胱功能障碍属于何种类型,需要采用何种处理?

3. 对于肠道功能障碍,该采取何种治疗措施?

【答案】

一、选择题

1. E   2. B   3. C   4. B   5. A   6. C   7. C   8. B   9. D   10. A

11. D   12. B   13. E   14. ABCD   15. CD   16. ABCDE

17. ABCDE   18. ABCD   19. ABCDE   20. ABCD

二、病例分析

1. 答:需要做的功能评定包括:膀胱容量、残余尿量、膀胱压力、括约肌功能情况、尿常规、肾功能检查等。

2. 答:该患者属于尿潴留与尿失禁并存型。应该采用的治疗措施有:清洁间歇导尿,建立定时饮水、定时排尿制度,采用刺激手法促进膀胱排尿。

3. 答：该患者的治疗目标要尽快促进排便，避免便秘发生。可采取的处理措施主要包括饮食控制与规律排便、手法刺激、大便软化药物、灌肠。①饮食控制与规律排便：增加水分和高纤维含量的食物摄入，减少高脂肪、高蛋白食物；定时规律排便，避免便秘。②手法刺激：采用手指指腹绕肛管做环状运动，诱发反射性排便。③软化剂及缓泻剂：适用于无大便失禁危险且需避免高度用力的患者。④灌肠法：栓剂或手指刺激无效时，可以考虑采用灌肠法。

（王红星）

第七节　盆底功能障碍性疾病的康复

学 习 指 导

一、选择题

A1 型题

1. （　　）是 PFD 最常见的危险因素

　　A. 妊娠和分娩　　　　　　　　　B. 年龄增大

　　C. 慢性便秘　　　　　　　　　　D. 高血压

　　E. 盆底手术

2. 盆底功能障碍性疾病最常见的是（　　）

　　A. 盆腔器官脱垂膨出　　　　　　B. 压力性尿失禁

　　C. 生殖道瘘　　　　　　　　　　D. 性功能障碍

　　E. 以上都不对

3. **不属于**压力性尿失禁的特殊检查是（　　）

　　A. 压力试验　　　　　　　　　　B. 指压试验

　　C. 棉签试验　　　　　　　　　　D. 膀胱镜

　　E. 1 小时尿垫实验

4. 盆底功能障碍性疾病的适应证**不正确**的是（　　）

　　A. 产后 42 天女性　　　　　　　B. 盆底肌力减弱者

　　C. 痴呆患者　　　　　　　　　　D. 盆腔脏器脱垂

　　E. 阴道松弛或痉挛

5. **不属于**盆底功能障碍性疾病的禁忌证的是（　　）

　　A. 孕妇的腹部　　　　　　　　　B. 剖宫产患者

　　C. 恶性盆腔脏器肿瘤患者　　　　D. 泌尿生殖系统的急性炎症

　　E. 手术瘢痕裂开

6. 关于盆底肌肉电刺激机制的描述，下列说法正确的是

　　A. 兴奋副交感通路并抑制交感通路

　　B. 刺激尿道内括约肌收缩，增强外括约肌收缩，提高尿道关闭压

　　C. 抑制膀胱收缩能力，降低逼尿肌代谢水平，增加膀胱容量

　　D. 松弛盆底肌来缓解因肌痉挛引起的疼痛

　　E. 直接抑制下尿路功能的异常

7. 对盆底功能障碍性疾病进行综合个体化治疗正确的是

　　A. 单纯 Kegel 锻炼　　　　　　　B. 单纯盆底肌肉生物反馈

　　C. 单纯盆底肌肉电刺激　　　　　D. 电刺激结合 Kegel 锻炼

　　E. 以上都不对

8. 诊断尿失禁最重要的辅助检查是（　　　　）

    A. 膀胱 B 超检查 　　　　　　　　　　　 B. 尿动力学检查

    C. 膀胱镜检查 　　　　　　　　　　　　 D. 尿道镜检查

    E. 膀胱尿道造影

X 型题

9. 常见的盆底功能障碍性疾病包括（　　　　　　）

    A. 盆腔器官脱垂或膨出 　　　　　　　　 B. 压力性尿失禁

    C. 生殖道瘘 　　　　　　　　　　　　　 D. 女性性功能障碍

    E. 泌尿系感染

10. 盆底功能障碍性疾病的治疗包括（　　　　　　　）

    A. 膀胱训练 　　　　　　　　　　　　　 B. 盆底肌肉生物反馈

    C. 盆底肌肉电刺激 　　　　　　　　　　 D. 药物治疗

    E. 使用集尿器

11. 盆底肌肉锻炼的适应证包括（　　　　　　）

    A. 轻度子宫脱垂 　　　　　　　　　　　 B. 盆底肌力<3 级

    C. 轻、中度压力性尿失禁 　　　　　　　 D. 分娩后 1 月内发生的膀胱阴道瘘

    E. 产后伤口疼痛

二、案例分析题

某女，42 岁。间断用力咳嗽后溢尿 10 年。患者 10 年前妊娠后期间断出现尿失禁，常于胎动明显时或用力咳嗽后出现。分娩后患者在大笑、蹦跳、用力咳嗽后仍间断有尿失禁现象，近期尿量有所增加。查体：意识清，腹软，腹部无压痛、反跳痛。盆底肌松弛，会阴弹性下降，肌力、肌张力下降，协调性、控制力差。诊断：压力性尿失禁。

1. 请问该患者需进行哪些辅助检查及评定？

2. 对于此压力性尿失禁患者，该采取何种治疗措施？

【答案】

一、选择题

1. A 　　　2. B 　　3. D 　　4. C 　　5. B 　　6. C 　　7. D 　　8. B 　　9. ABCD

10. ABCDE 　　　11. ABCE

二、病例分析

1. 答：可采用 B 超、内镜（宫腔镜、膀胱镜）、尿动力学检查、膀胱尿道造影、磁共振成像等，尤其是尿动力学检查；盆底肌肉功能评估主要包括盆底肌肉徒手肌力检查、阴道最大收缩压测定、阴道肌电图等；还可进行压力性尿失禁的特殊检查如压力试验、指压试验等。

2. 答：主要采用综合个体化治疗，使盆底肌肉康复训练、电刺激及生物反馈有机地结合起来，尽可能达到理想的治疗效果。具体包括：先给予不同低频的电刺激及生物反馈，分别训练Ⅰ类与Ⅱ类肌纤维；然后将Ⅰ类与Ⅱ类肌纤维同时训练；接着给予各种场景的生物反馈训练，如咳嗽、大笑、打喷嚏等场景下，患者盆底肌肉处于收缩状态；最后给予会阴 - 腹部协调收缩的生物反馈训练，训练患者在直立位时会阴 - 腹部协调收缩。

（何小花）